# 子どもの口と顎の異常・病変
歯と顎骨 編
# QUICK INDEX

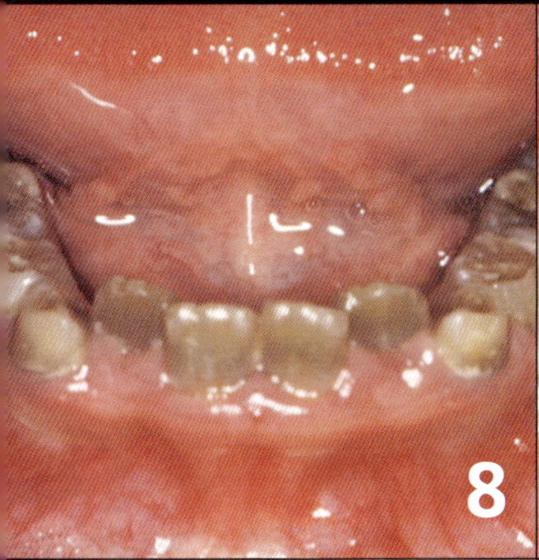
8

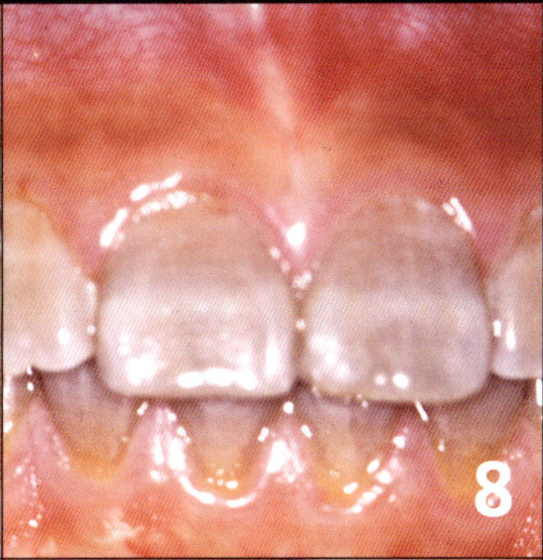
8

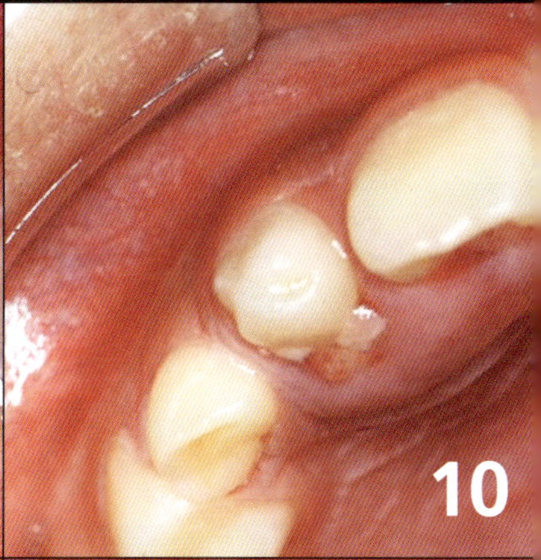
10

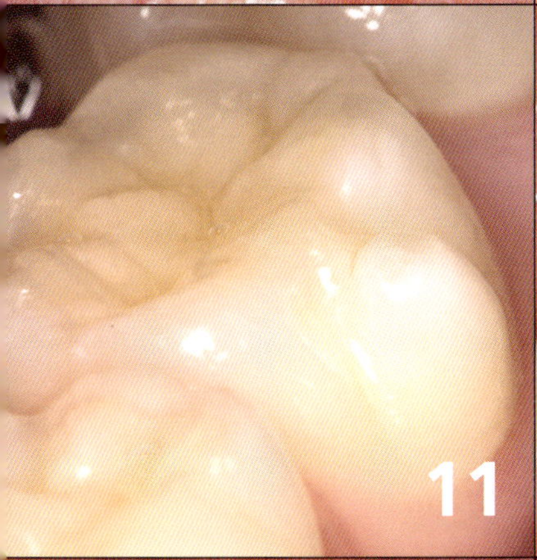
11

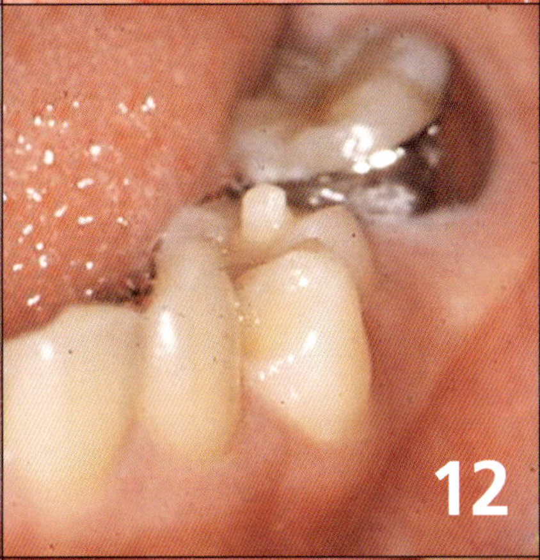
12

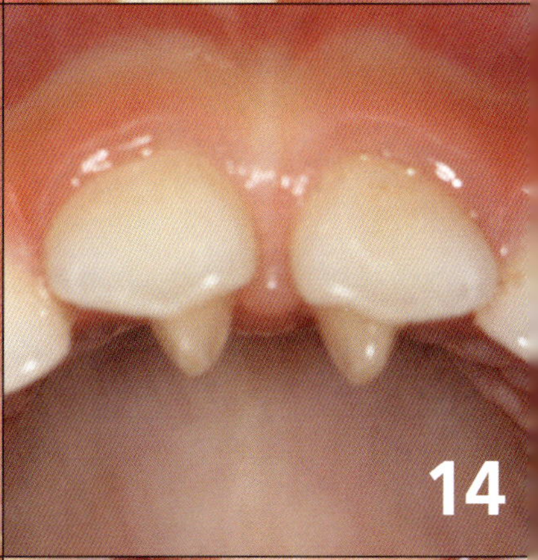
14

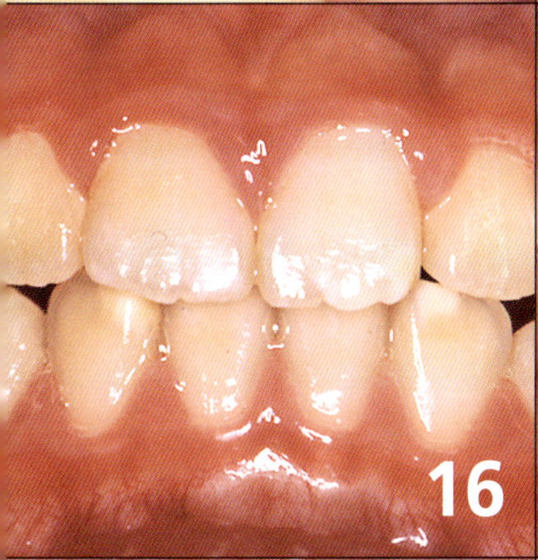
16

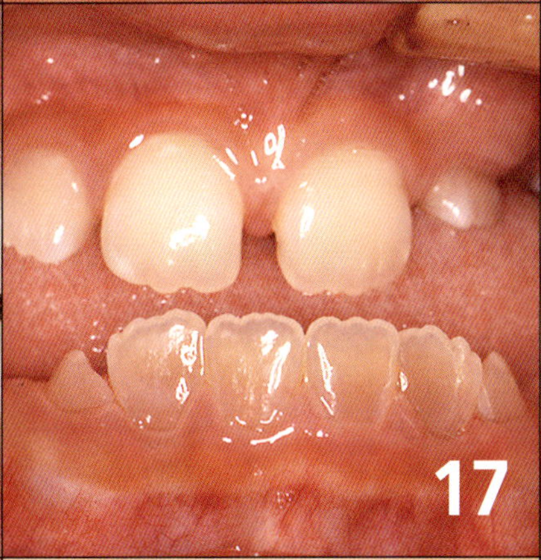
17

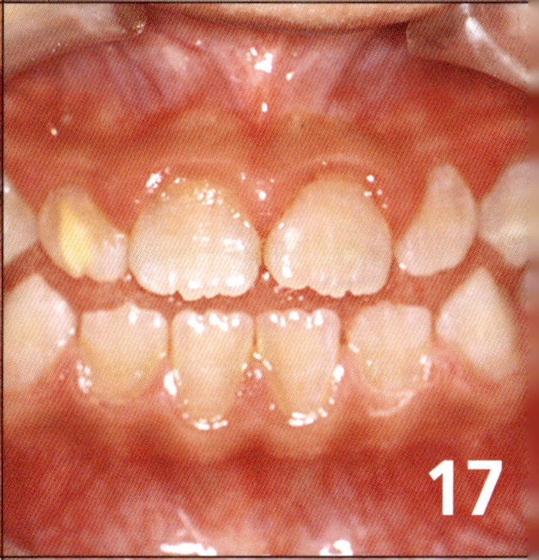
17

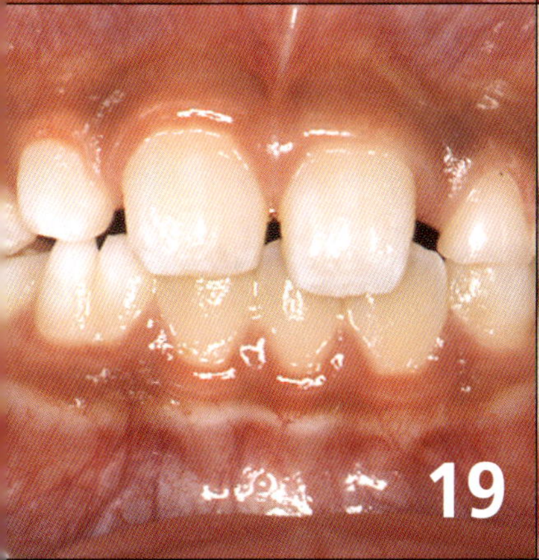
19

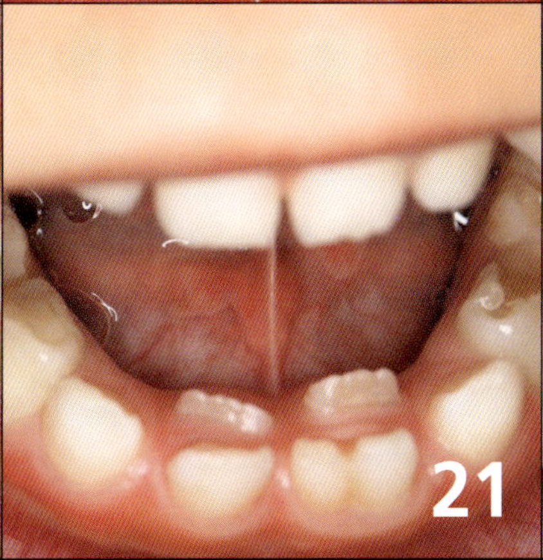
21

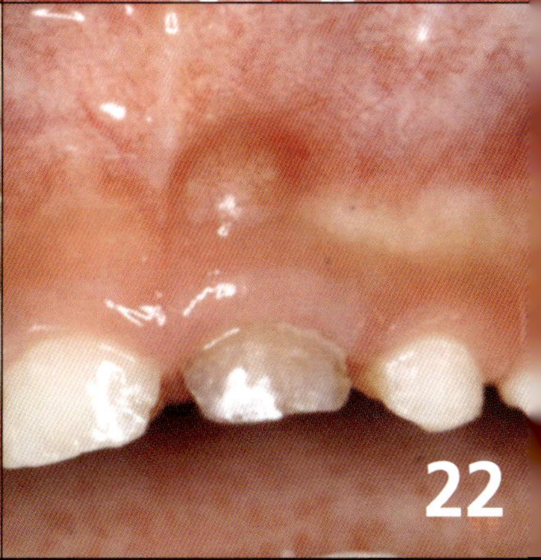
22

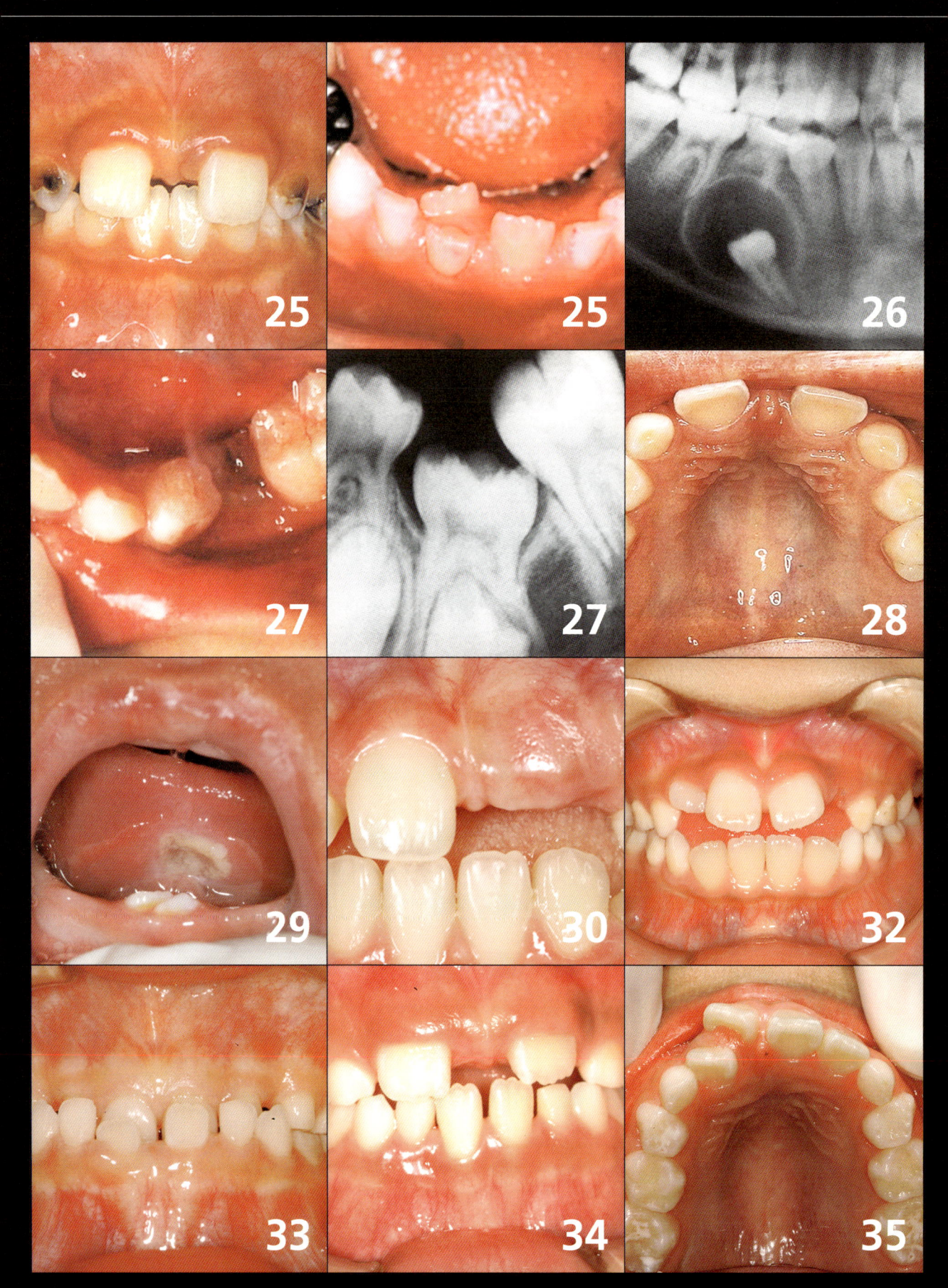

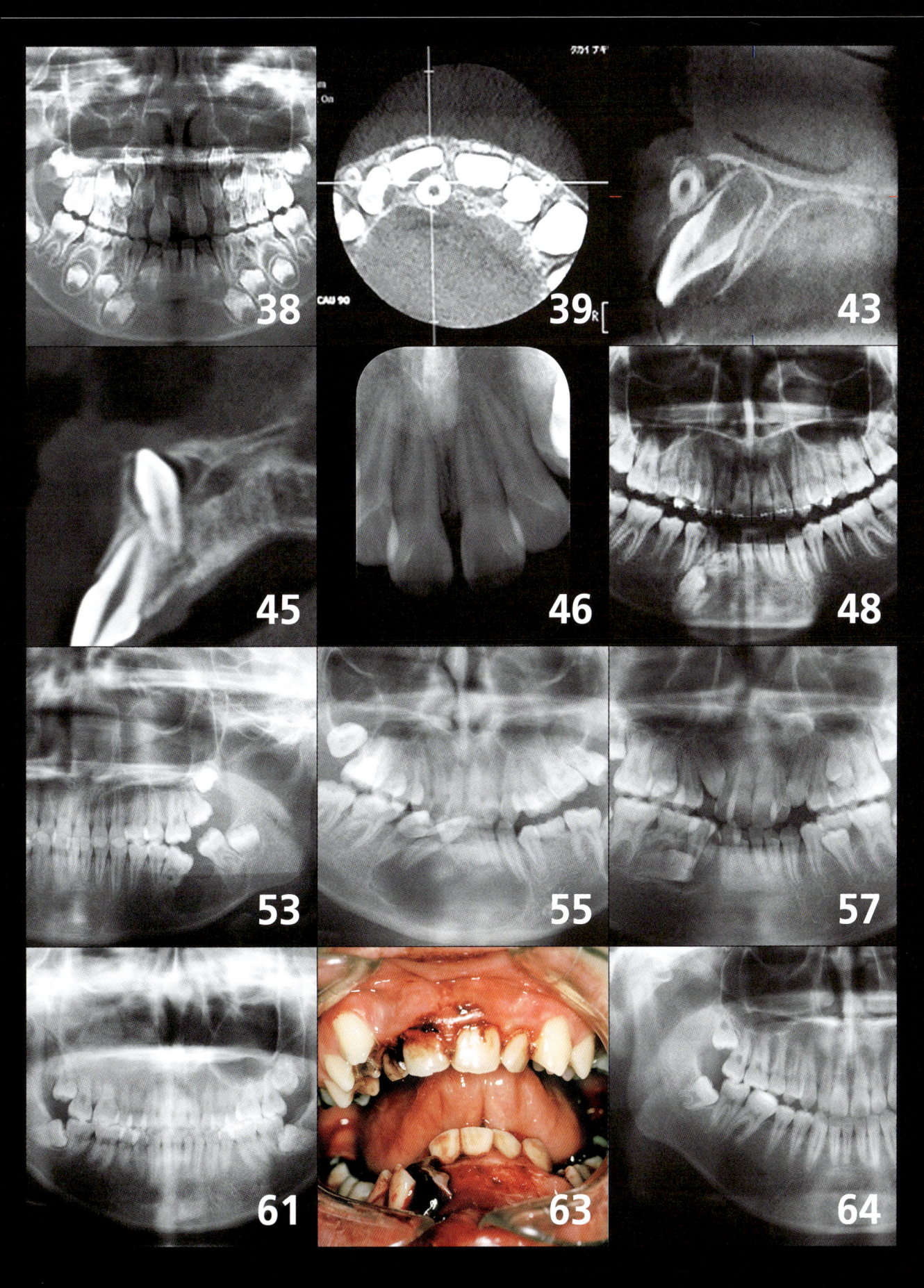

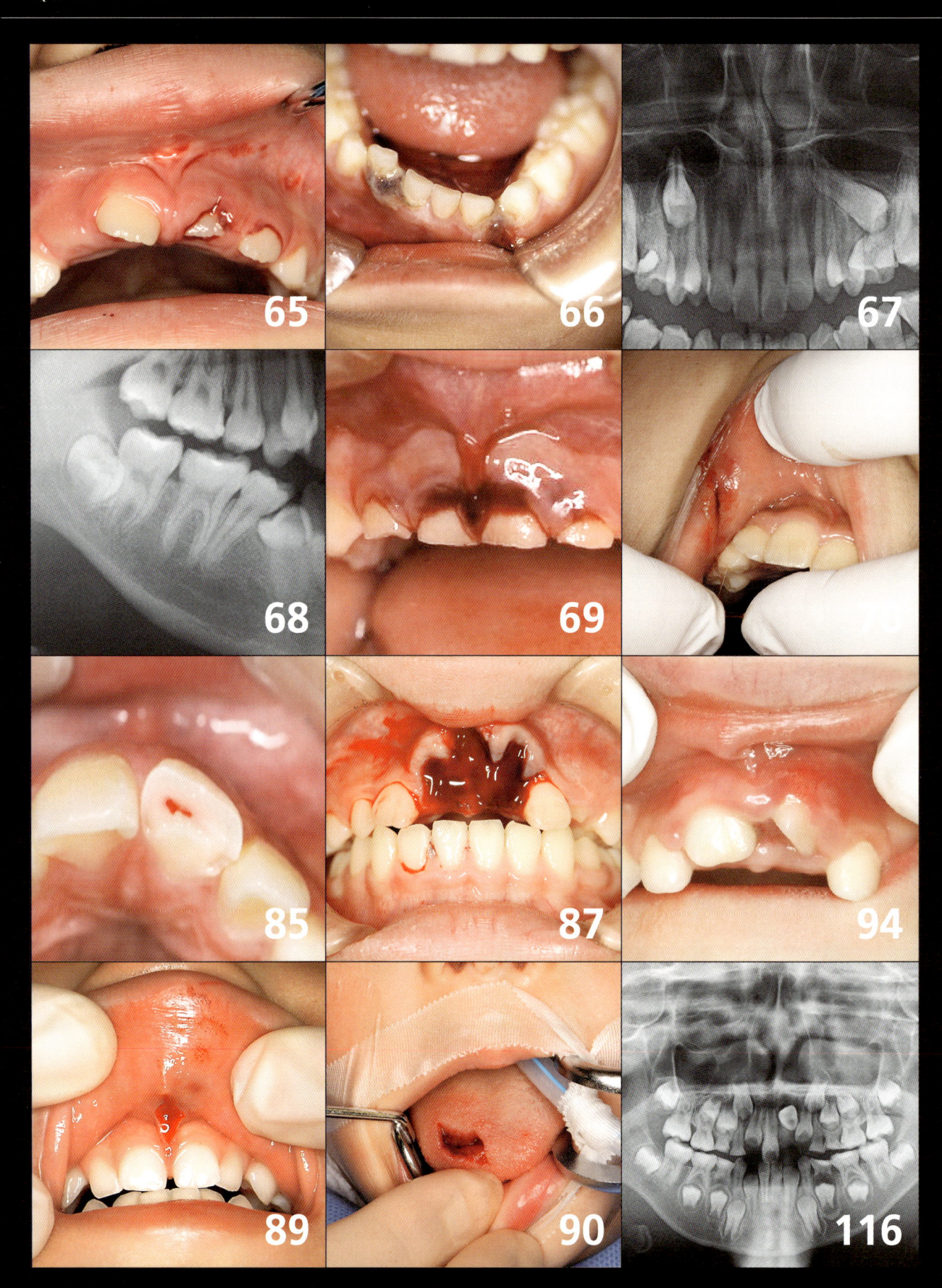

THE ATLAS of
PEDIATRIC ORAL & MAXILLOFACIAL
LESIONS & SURGICAL APPROACH
What to diagnose first? What to treat or not?

# 子どもの
# 口と顎の
# 異常・病変

## 歯と顎骨 編

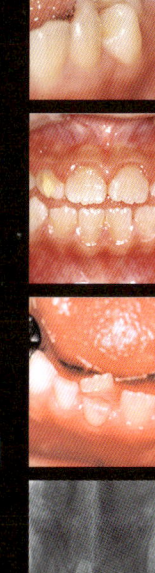

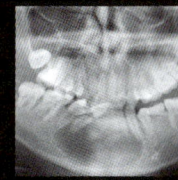

一般社団法人 **日本小児口腔外科学会**◉編著

**クインテッセンス出版株式会社** 2019

QUINTESSENCE PUBLISHING

Berlin, Barcelona, Chicago, Istanbul, London, Milan, Moscow, New Delhi, Paris, Prague, São Paulo, Seoul, Singapore, Tokyo, Warsaw

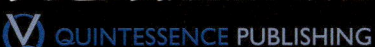

## 本書のはじめに

『子どもの口と顎の異常・病変』の『口の粘膜編』の続編として今回、「歯と歯質」「歯列とかみ合わせ」「顎関節と顎骨」の異常・病変、「エックス線写真でみえる」異常・病変、「歯の外傷・口の外傷」などの診断と治療について解説した本書『歯と顎骨編』を発刊することとなりました.

わが国では「超少子・超高齢化」ともよばれる時代になり、患児の親族は、子どもの病気に対して正しい知識をもつことを強く希望し、時には過敏となることもあります. このため、歯科医師のみならず、歯学部生、歯科医療関係の学生、子どもの口と顎の疾患について知りたい一般の方をも対象として、口のなかや画像所見で異常を発見した際に、まず何をみるべきか？　どう対応すべきか？　写真と図を多用して、簡潔に How to を解説した成書を企画しました. **子どもの口と顎の異常・病変の「原因」「何をみるか？」「何をするか？」「何をしてはいけないのか？」「予後」、また、「口腔外科での対応が必要になった場合の処置」**をわかりやすく理解できるように解説しました. 子どもの口と顎の治療の原則である「正確な診断と、的確な説明、そして迅速な治療」の基本を、わかりやすく解説した前書は好評を得ました.

本書の解説を執筆した（一社）日本小児口腔外科学会は、平成元年（1989年）に発足して以来30年以上の歴史を有しています. しかしまだ、現在でも国内外ともに子どもの口と顎の異常・病変の診断と治療が広く理解されているとは言い難い状況です. さらに、子どもの口と顎の異常・病変の診断と治療と口腔外科領域での対応を解説した成書は少なく、海外では1950年から2004年までで4冊のみが発行され、わが国では昭和5年（1930年）の金森虎男・著の『小児歯科外科』以来、3冊の発行があるのみです.

このようななかで、本書の各執筆者の情熱は熱く、どの項目をどこから読んでも、豊富な症例写真と図で、その疾患を理解しやすくできたと自負しています. 読者の皆様には、ぜひ子どもの口と顎の異常・病変の診断と治療に対する著者たちの情熱を感じていただきたいと思います.

本書が、子どもの口と顎の異常・病変の診断と治療に対する理解の一助となり、子どもたちの健康増進に寄与することを確信します.

2019年10月

編者代表　坂下英明

編集委員　金子忠良，香西克之，堀之内康文

# CONTENTS

## CHAPTER 4　歯の外傷・口の外傷

## CHAPTER 5　顎関節と顎骨の異常・病変

## CHAPTER 6　学校での歯科健康診断時の注意事項

# 編著者名一覧

**編著者**

坂下英明　明海大学歯学部病態診断治療学講座口腔顎顔面外科学第 2 分野

金子忠良　日本大学歯学部口腔外科学講座

香西克之　広島大学大学院医系科学研究科小児歯科学

堀之内康文　公立学校共済組合九州中央病院歯科口腔外科

**著者**

井上美津子　昭和大学歯学部小児成育歯科学講座

奥村一彦　北海道医療大学歯学部生体機能・病態学系組織再建口腔外科学分野

奥　結香　明海大学歯学部病態診断治療学講座口腔顎顔面外科学第 2 分野

尾崎正雄　福岡歯科大学成長発達歯学講座成育小児歯科学分野

恩田健志　東京歯科大学口腔顎顔面外科学講座

加納欣徳　あいち小児保健医療総合センター歯科口腔外科

木津英樹　国家公務員共済組合連合会立川病院歯科口腔外科

桑澤隆補　東京女子医科大学八千代医療センター歯科口腔外科

佐野公人　日本歯科大学新潟生命歯学部歯科麻酔学講座

佐野次夫　東京西徳洲会病院歯科口腔外科

重松久夫　明海大学歯学部病態診断治療学講座口腔顎顔面外科学第 2 分野

柴原孝彦　東京歯科大学口腔顎顔面外科学講座

島田幸恵　昭和大学歯学部小児成育歯科学講座

新谷誠康　東京歯科大学小児歯科学講座

生木俊輔　日本大学歯学部臨床医学講座

牧　憲司　九州歯科大学健康増進学講座口腔機能発達学分野

宮田　勝　石川県立中央病院歯科口腔外科

宮本日出　埼玉県・幸町歯科口腔外科医院

矢郷　香　国際医療福祉大学三田病院歯科口腔外科

吉田俊一　国立病院機構霞ヶ浦医療センター歯科口腔外科

米原啓之　日本大学歯学部臨床医学講座

渡部　茂　明海大学保健医療学部口腔保健学科

# CHAPTER 1

# 歯と歯質の異常・病変

# 1 変色

新谷誠康（東京歯科大学小児歯科学講座）

## 内因性着色

歯の内部に原因が生じて歯の色調が変化したものを，「内因性着色」という．

## 原因

### 高ビリルビン血症

「高ビリルビン血症」とは，血中のビリルビンが増加した状態をいう．血中に増加したビリルビンは酸化の程度でさまざまな色調を呈して歯に着色する．

#### ①新生児重症黄疸

新生児に一時的に起こる新生児黄疸（生理的高ビリルビン血症）は2〜3週間で自然に消失するが，ビリルビンが過剰な場合には「新生児重症黄疸」となる．乳歯が主に褐色に着色する．

#### ②先天性胆道閉鎖症（図1）

先天性胆道閉鎖症や肝機能不全によって生じる黄疸が原因で，血中のビリルビンが増加する．乳歯や永久歯が緑，青，褐色に着色する．

#### ③新生児溶血症

胎児と母体の血液型の相違により，母体の抗体が新生児に溶血を起こすため，乳歯が緑あるいは淡黄色に着色する．

### 新生児メレナ

「新生児メレナ」は，主にビタミンK欠乏による出血性疾患で，乳歯が青色に着色する．消化管に限局して出血した血液のため，黒色のタール便を排出する．

### 先天性ポルフィリン症

「先天性ポルフィリン症」は，常染色体性劣性遺伝のポルフィリン代謝異常で，歯の象牙質が赤褐色〜赤紫色に着色する．

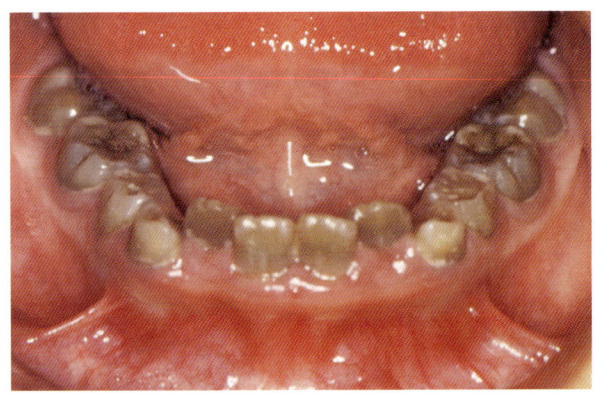

**図1** 「先天性胆道閉鎖症」による歯の着色を認める．

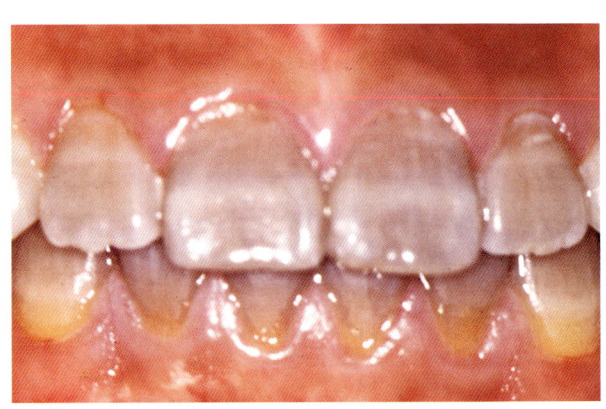

**図2** テトラサイクリンによる着色を認める．下顎前歯部歯頸部には，紫外線により色調が変化する前の黄色の着色が認められる．

**1** 変色

歯と歯質の
異常・病変

歯列と咬み合わせの
異常・病変

エックス線写真でみえる
異常・病変

歯の外傷・口の外傷

顎関節と顎骨の
異常・病変

学校での歯科健康診断時の
注意事項

## テトラサイクリン系抗菌薬（**図2**）

　幼少期にテトラサイクリン系抗菌薬を一定期間服用した場合，永久歯に黄色，褐色，灰褐色の着色が起こる．歯の萌出当初は黄色を呈するが，紫外線に反応して経年的に褐色あるいは灰褐色を呈するようになる．

### 何をみる？
## GP・小児歯科の鑑別診断

　変色状態に注目するとともに，既往歴や投薬歴に注意する．

### 何をする？
## GP・小児歯科の対応

　乳歯，幼若永久歯は経過観察する．成人後に審美不良が問題になる場合には，ラミネートベニアなどの修復を行う．また，**テトラサイクリン系抗菌薬は，母体への投与および第二大臼歯歯冠が形成完了する8歳までの小児への投与を行ってはならない．**

## 予後

　特記すべき事項はない．

# 外因性着色

　外来性の色素が歯の表面に沈着したものを，「外因性着色」という．

## 原因

### 食物や飲料など

　お茶（紅茶など）によって，歯の表面に褐色の色素沈着が起こる．

### 色素産生細菌

　口腔細菌中に黒色色素産生細菌を有する小児の歯の歯頸部を中心とした平滑面に，黒色の色素沈着が認められる．

### 薬物

　う蝕進行抑制のためにフッ化ジアンミン銀を塗布した乳歯のう蝕領域に酸化銀沈着による黒色の着色が起こる．

### 何をみる？
## GP・小児歯科の鑑別診断

　食生活や歯科的既往歴に注意する．

### 何をする？
## GP・小児歯科の対応

　食物や飲料などによるものと，色素産生細菌によるものは，**ポリッシング**などで容易に除去できる．フッ化ジアンミン銀によるものは，**変色部を除去して歯冠修復を**行う．

## 予後

　特記すべき事項はない．

**参考文献**

1. 新谷誠康. 歯の発育と異常. In：新谷誠康・編集主幹. 小児歯科学ベーシックテキスト 第2版. 京都：永末書店，2019：67-96.

2. 赤井三千男・編. 歯の解剖学入門. 東京：医歯薬出版，1990：131-148.

# 2 歯の奇形

新谷誠康（東京歯科大学小児歯科学講座）

## さまざまな歯の奇形

歯の奇形とは，歯の大きさや形態の異常である．

### 巨大歯

歯冠と歯根がともに大きい．非常にまれである．

### 矮小歯（円錐歯，栓状歯，蕾状歯）

「矮小歯」は，正常な歯に比べて歯冠が小さく，形態的な特徴から，切歯では「円錐歯」あるいは「栓状歯」，臼歯では「蕾状歯」ともよばれることがある．乳歯では下顎乳側切歯，下顎乳犬歯に多く，永久歯では上顎側切歯に多い．上顎智歯や過剰歯にみられることも多い．

### Hutchinson 歯

「Hutchinson 歯」とは，先天性梅毒が原因の形態異常である．上顎中切歯の切縁が半月状に陥凹し，歯冠全体が丸みを帯びて先端が狭くなっている．なお先天性梅毒では，臼歯にも「Moon 歯」あるいは「Fournier 歯」とよばれる矮小歯が出現する．

### 歯内歯（**図1, 2**）

「歯内歯」とは，歯冠部の象牙質の一部が，表層のエナメル質をともなって歯髄腔内に深く陥入している状態である．エックス線写真検査で，外側の歯の歯髄腔内に小さな歯が入っているように見える．上顎側切歯に好発する．

### 臼傍結節（Bolk の結節）

「臼傍結節」とは，上顎臼歯の頬側面に出現する結節である．上顎臼歯や上顎乳臼歯にみられるが，上顎の第二・第三大臼歯に多く発現する．

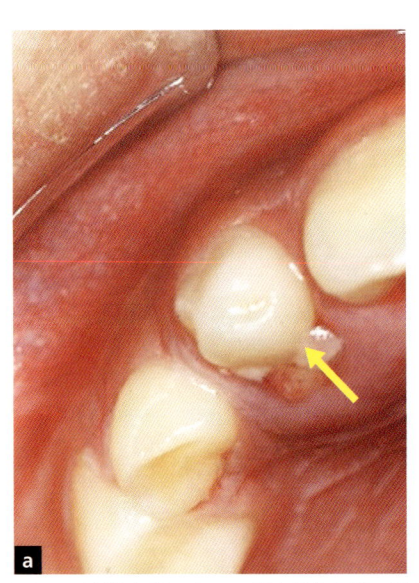
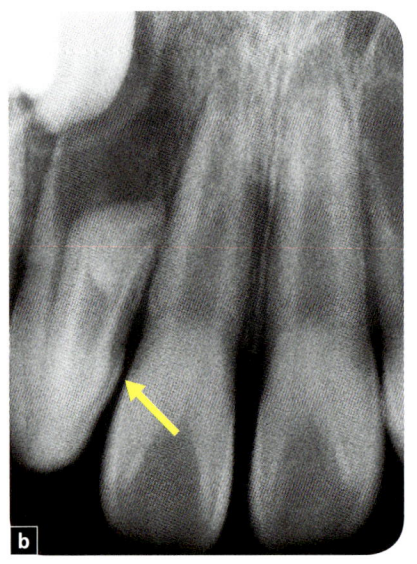
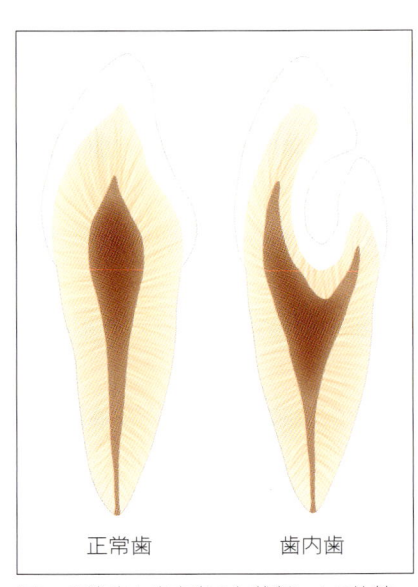

**図1** <u>2</u>が**歯内歯**であり，根尖性歯周炎に罹患している．**a**：口腔内写真，**b**：エックス線画像．＊参考文献1より転載

**図2** 正常歯と歯内歯の矢状断による比較．

正常歯　　歯内歯

2 歯の奇形

歯と歯質の異常・病変

歯列と咬み合わせの異常・病変

エックス線写真でみえる異常・病変

歯の外傷・口の外傷

顎関節と顎骨の異常・病変

学校での歯科健康診断時の注意事項

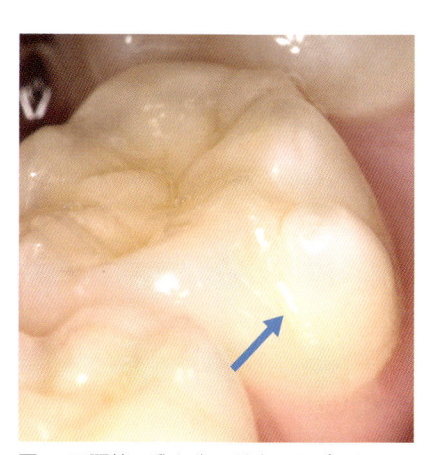

**図3** 下顎第二乳臼歯に発生した**プロトスタイリッド**.

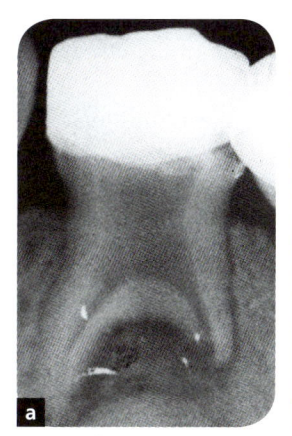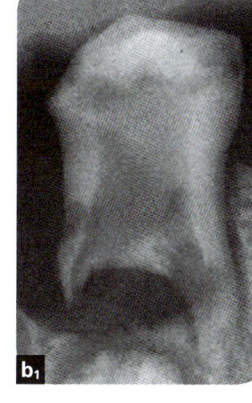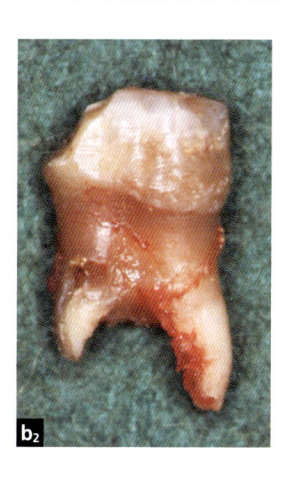

**図4** タウロドント.
**a**：下顎左側第一乳臼歯に認められたタウロドントのエックス線画像.
**b**：下顎右側第一乳臼歯に認められたタウロドントのエックス線画像（**b₁**）と抜去後の同歯（**b₂**）. ＊参考文献1より転載

## プロトスタイリッド（原錐茎状突起　図3）

「プロトスタイリッド」とは，下顎大臼歯の近心頬側部にみられる突起状結節である．乳歯では下顎第二乳臼歯に認められることがある．

## カラベリー結節

「カラベリー結節」とは，上顎大臼歯および上顎第二乳臼歯の近心舌側咬頭の舌側部にみられる結節である．この結節は，両側性に認められることが多い．乳歯にみられる異常結節のなかでもっとも多いものである．

## タウロドント（図4）

「タウロドント」は，「長胴歯」ともよばれる．臼歯の歯頸部が長く，歯根が極端に短くなり，それにしたがって歯髄腔も広くなった歯である．歯頸部における狭窄が認められない．とくに下顎第一乳臼歯に多いが，その他の乳臼歯や大臼歯にも現れる．Klinefelter 症候群の患者に多くみられる．

## 原因

Hutchinson 歯以外の原因は不明である．いずれも，歯の形成期における形態分化期の障害である．

### 何をみる？
## GP・小児歯科の鑑別診断

歯の形態的特徴やエックス線画像検査所見に注目するとともに，全身的な疾患の有無に注意する．

### 何をする？
## GP・小児歯科の対応

経過観察を基本とするが，審美的な問題が著明な場合は，歯冠修復を考慮する．また，歯列・咬合に関する問題に補綴学的あるいは矯正学的対応が必要になることもある．

## 予後

必要に応じて補綴学的あるいは矯正学的対応がなされていれば予後に大きな問題がない．一般的に，**異常結節と健全歯質との境にある裂溝は，う蝕の好発部位**である．また，**歯内歯は根尖性歯周炎に罹患することが多く**，複雑な形態から歯内療法が困難であるため，抜去に至ることも珍しくない．

参考文献

1. 新谷誠康. 歯の発育と異常. In：新谷誠康・編集主幹. 小児歯科学ベーシックテキスト 第2版. 京都：永末書店，2019：67-96.

2. 赤井三千男・編. 歯の解剖学入門. 東京：医歯薬出版，1990：131-148.

# 3 中心結節

新谷誠康(東京歯科大学小児歯科学講座)

「中心結節」(**図1**)とは，小臼歯咬合面(まれに大臼歯咬合面)にみられる円錐状，あるいは棒状の突起型過剰結節で，下顎第二小臼歯にもっとも多く，下顎第一小臼歯がこれに次ぐ．両側性に出現することが多い．

## 原因

歯の形成期における形態分化期の障害であるが，直接的な原因は不明である．

何をみる？
## GP・小児歯科の鑑別診断

小臼歯の萌出時に咬合面に突起状の結節がないかどうかを診察する．また，1つの歯に中心結節を発見した場合には，対側同名歯にも存在していないかどうかを診察する必要がある．中心結節は，歯の萌出が進んで上下の歯が咬合すると，破折あるいは摩耗することが多い．**結節内部に歯髄が入り込んでいることが多い**ため，破折にともなって歯髄炎や根尖性歯周炎を起こす可能性があるので，注意が必要である．

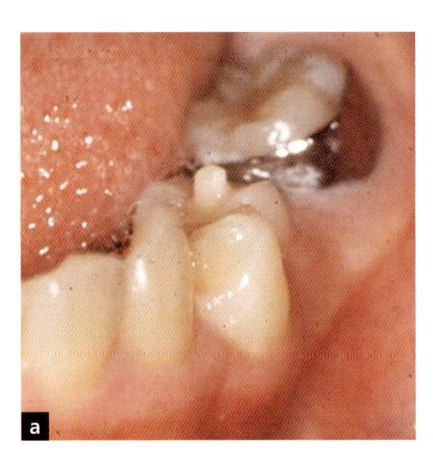
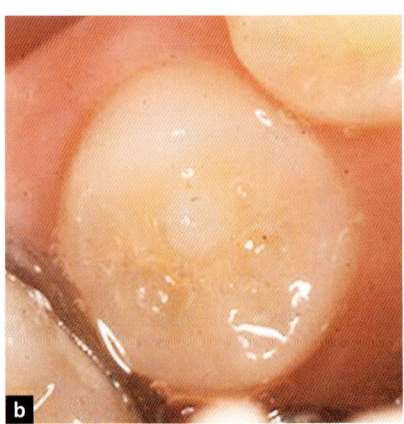

**図1a, b** ⌐5に発生した中心結節．

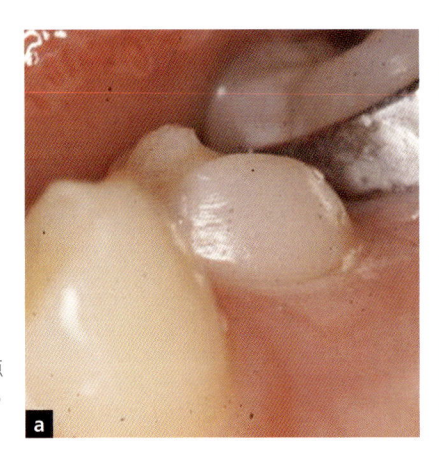
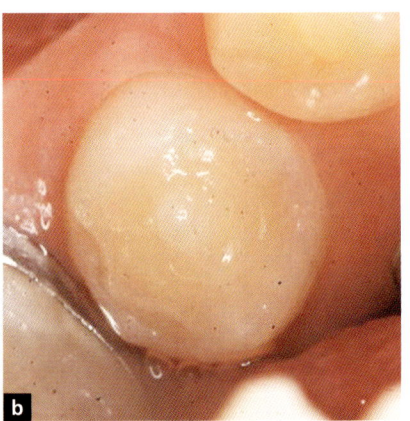

**図2a, b** 中心結節の周囲を基部から結節頂点付近までを低粘度コンポジットレジンによって覆い，結節の破折を防ぐための補強を行う．

## 何をする？
# GP・小児歯科の対応

中心結節を有する当該歯と対合歯が萌出して咬合する前に，結節の破折を防ぐための補強を行う．**中心結節の周囲を基部から結節頂点付近まで低粘度コンポジットレジンによって覆い（図2），結節頂点にごく少量に削合を加える．これを，期間を空けて定期的に繰り返す．不用意に一括で削去を行なってはならない**．

### 参考文献

1. 新谷誠康. 歯の発育と異常. In：新谷誠康・編集主幹. 小児歯科学ベーシックテキスト 第2版. 京都：永末書店, 2019：67-96.

# 予後

補強と定期的な削合を行うと，修復象牙質の添加により，結節内の歯髄は後退する．結節が破折すれば，歯髄炎や根尖性歯周炎を起こす．この場合の歯内治療は，対象歯が幼若永久歯であるため，アペキソゲネーシスやアペキシフィケーションを行うことになる．しかし，このような歯の根部象牙質は菲薄であり，生涯の歯の保存は難しいといわざるをえない．

2. 赤井三千男・編. 歯の解剖学入門. 東京：医歯薬出版, 1990：131-148.

# 4　切歯結節

新谷誠康(東京歯科大学小児歯科学講座)

「切歯結節」(**図1**)とは，前歯舌側面の基底結節がとくに発達し，円錐状の突起を形成しているものをいう．乳歯，永久歯ともに前歯に多く，切歯にみられるものは「切歯結節」，犬歯では「犬歯結節」といい，総じて「基底棘」ともいわれる．乳歯では上顎乳中切歯に多く，両側性に発現する場合もある．

## 原因

切歯結節は，歯の形成期における形態分化期の障害であるが，直接的な原因は不明である．

### 何をみる？
## GP・小児歯科の鑑別診断

歯が口腔内に出現して間もない頃は，切歯結節と健全歯質の間に帯状の歯肉組織が介在することがあり，健全歯の舌側に過剰歯が萌出したと勘違いする保護者も多い．触診を含めた口腔内診察とエックス線画像検査から慎重に判断する必要がある．歯列・咬合に影響することも多く，当該歯は唇側に，対合歯である下顎前歯は舌側に傾斜することが多い．**通常は切歯結節の内部にも歯髄腔が存在**することが多い．したがって，**不用意に結節部に一括削去を行なってはならない**．

### 何をする？
## GP・小児歯科の対応

乳歯の場合は経過観察することが多い．切歯結節が歯列・咬合に大きな影響を与えている場合には，一括削去したのちに，歯頸部生活歯髄切断や抜髄を行う．永久歯で審美的問題や矯正治療上の問題がある場合は，切歯結節を削去後に部分的生活歯髄切断を行うことがある．

## 予後

永久歯で切歯結節を放置すると，審美不良の原因や矯正治療上の障害になったりすることが多い．しかし不用意に削去すれば，歯髄炎や根尖性歯周炎の原因となるため，予後は芳しくない．歯内療法を念頭にし治療計画を立てた場合，**結節の削去と同時に部分的生活歯髄切断を行えば，歯髄への侵襲が最小に抑えられ，予後はよい**．

**参考文献**

1. 新谷誠康. 歯の発育と異常. In：新谷誠康・編集主幹. 小児歯科学ベーシックテキスト 第2版. 京都：永末書店，2019：67-96.
2. 赤井三千男・編. 歯の解剖学入門. 東京：医歯薬出版，1990：131-148.
3. Tsujino K, Shintani S. International partial pulpotomy for treatment of immature permanent maxillary incisor with Talon cusp. Bull Tokyo Dent Coll 2017 ; 58 : 247-253.

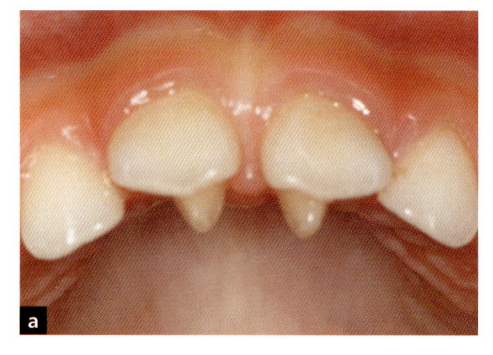
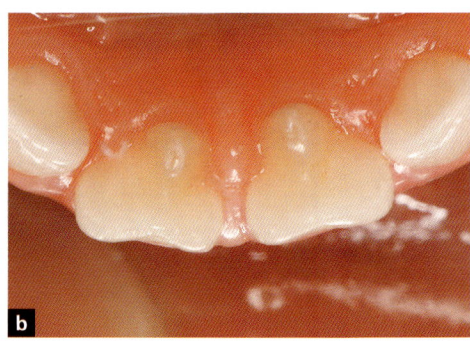

**図1**　上顎両側乳中切歯に切歯結節が認められる．**a**：正面観．**b**：舌面観(ミラー像)．

# **5** エナメル質形成障害

新谷誠康（東京歯科大学小児歯科学講座）

## 原因

エナメル質の歯質の異常は，遺伝的要因あるいは非遺伝的要因（全身的原因，局所的原因）によって起こる．

### 遺伝的要因 ——遺伝性エナメル質形成不全症

エナメル質形成にかかわる遺伝子の変異を原因とする症例が数多く報告されている．

### 非遺伝的要因——エナメル質形成不全

#### ①全身的原因

(1) 母体の栄養障害や疾病

(2) 栄養障害

(3) 生後1年以内の高熱，発疹性疾患

(4) 内分泌異常

(5) 風疹など感染症

(6) 早期産児

(7) 歯のフッ素症（斑状歯）

歯のフッ素症は，過剰なフッ素を含有する飲料水を乳幼児期に長期摂取したことによる．歯冠の表面に現れる白濁模様を主症状とした歯の石灰化の異常であるが，萌出後に外来性の色素沈着が認められることがある．すなわち，飲料水に高濃度のフッ素を含有する地域に起こる**慢性エナメル質形成不全**である．一般にう蝕罹患率は低い．

#### ②局所的原因

(1) 局所の外傷

乳歯に外傷を受けた場合，後継永久歯がエナメル質形成不全に罹患することがある．

(2) 局所の感染——**Turner 歯**

小児期に乳歯の根尖性歯周炎が近傍の後継永久歯に波及してエナメル質形成不全が起こることがある．

(3) 原因不明のもの——**MIH**（molar incisor hypomineralization **図1**）

第一大臼歯と切歯に限局し，重症度が左右非対称であるエナメル質形成不全である．変色や歯質欠損，知覚過敏が代表的な症状である．日本での調査では，罹患率が11.9％あるいは19.8％と報告されている．

### 何をみる？
## GP・小児歯科の鑑別診断

### 遺伝性エナメル質形成不全症

患者あるいは保因者から次世代に伝えられる疾患で，患者によって症状はさまざまであるが，全顎の歯に症状が現れる．症状は大きく4つの型（低形成型，低成熟型，低石灰化型，タウロドント併発性低形成／低成熟型）に分類される．知覚過敏が認められることが多い．診断には家族歴の聴取が必要である．

### エナメル質形成不全

全身的な原因の場合は左右対称に，局所的な原因の場合は左右非対称に症状が現れる．知覚過敏が認められることがある．以下の2種類に分類されるが，両症状が混在することが多い．既往歴の聴取が必要である．

#### ①エナメル質減形成

歯の形成期における添加期の障害であり，エナメル質の厚みが非常に薄い．

#### ②エナメル質石灰化不全

歯の形成期における低石灰化期の障害であり，歯の石灰化が障害されている．

# GP・小児歯科の対応

　エナメル質形成不全を有する患者は歯列咬合の成長が完了したのちに本格的な修復処置が必要となる．したがって，それまでは**歯列・咬合の回復と安定，咬合高径の維持**につとめ，**将来の治療までのつなぎにあたる暫間治療**を行う．そのために**知覚過敏領域や小さな歯質欠損部はグラスアイオノマーセメントで被覆あるいは充填**する．しかし，ある程度の大きさの歯質欠損がある臼歯に対しては**既製金属冠**による暫間的な全部被覆が望ましい．前歯部には審美性を考慮して透明なクラウンフォームを用いた**コンポジットレジン冠修復**を行う．

# 予後

　小児期から管理をされている場合は，成人後の修復も容易で，予後はよい．

　小児期に歯の破折や咬耗によって，咬合高径の低下や不正咬合が認められる場合は修復処置が困難である．

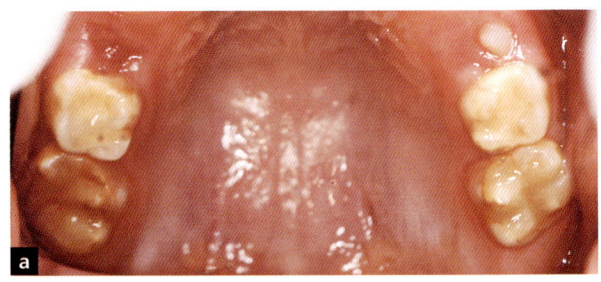
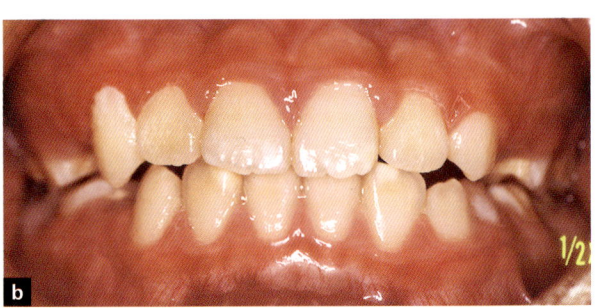
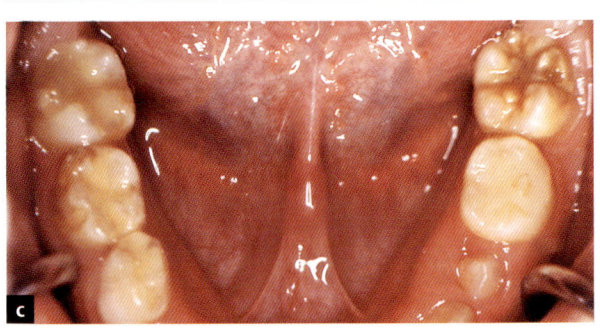

**図1a～c**　すべての第一大臼歯と上顎中切歯，上顎側切歯，下顎中切歯にエナメル質形成不全(MIH)が認められる．

参考文献
1. 新谷誠康．歯の発育と異常．In：新谷誠康・編集主幹．小児歯科学ベーシックテキスト 第2版．京都：永末書店，2019：67-96.
2. 赤井三千男・編．歯の解剖学入門．東京：医歯薬出版，1990：131-148.
3. 新谷誠康．遺伝性の歯の形成不全症．［第1回］分子生物学・分子進化学からのアプローチ，小児歯科臨床 2008；13：69-75.
4. 新谷誠康．遺伝性の歯の形成不全症．［第2回］遺伝性エナメル質形成障害(エナメル質形成不全症)．小児歯科臨床 2008；13：63-71.
5. 新谷誠康．遺伝性の歯の形成不全症．［第3回］遺伝性象牙質形成障害(象牙質形成不全症，象牙質異形成症)．小児歯科臨床 2008；13：67-75.
6. 桜井敦朗，新谷誠康．エナメル質形成不全(MIH)—わが国におけるMIH発症に関する大規模調査から．日本ヘルスケア歯科学会誌 2014；14：6-12.
7. Saitoh M, Nakamura Y, Hanasaki M, Saitoh I, Murai Y, Kurashige Y, Fukumoto S, Asaka Y, Yamada M, Sekine M, Hayasaki H, Kimoto S. Prevalence of molar incisor hypomineralization and regional differences throughout Japan. Environ Health Prev Med 2018；23(1)：55.

歯と歯質の
異常・病変

歯列と咬み合わせの
異常・病変

エックス線写真でみえる
異常・病変

歯の外傷・口の外傷

顎関節と顎骨の
異常・病変

学校での歯科健康診断時の
注意事項

# **6** 象牙質形成不全症

新谷誠康（東京歯科大学小児歯科学講座）

わが国で認められる「象牙質形成不全症」は，「Shields
Ⅰ型」と「Shields Ⅱ型」の2つの分類型が存在する．

## 原因

### 象牙質形成不全症　Shields Ⅰ型（**図1**）

象牙質形成不全症 Shields Ⅰ型は，「骨形成不全症」
（Ⅰ～Ⅳ型）患者の口腔症状として現れるが，すべての患
者に認められるわけではない．骨形成不全症（Ⅰ～Ⅳ型）
は，Ⅰ型コラーゲン α1鎖あるいは α2鎖遺伝子（*CO-
LIA1，COLIA2*）の変異が原因で発症する，常染色体優性
遺伝型疾患である．

### 象牙質形成不全症　Shields Ⅱ型（**図2**）

象牙質形成不全症 Shields Ⅱ型は，全身的な症状を
ともなわない，歯のみに発症する疾患である．象牙質シ
アロリン酸タンパク質（DSPP）遺伝子の突然変異であり，
見かけ上は常染色体性優性遺伝形式をとる．

何をみる？
## GP・小児歯科の鑑別診断

象牙質形成不全症 Shields Ⅰ型・Ⅱ型の症状は，ほぼ
同じで，乳歯も永久歯も罹患する．病的象牙質からのエ
ナメル質の剥離と，**著しい歯冠の咬耗**が認められる．歯
根は細く，短い．**歯髄腔が早期に狭窄**し，閉鎖に至るた
めに知覚過敏や露髄は認めない（**図3**）．歯は**オパール様
の透明感**をもち，琥珀色を呈する．Shields Ⅰ型は，ほ
とんどの場合に骨形成不全症が判明しているので，診断
は容易である．Shields Ⅱ型は，特徴的な歯の症状の診
察と家族歴の聴取が診断の鍵となる．

何をする？
## GP・小児歯科の対応

患者は歯列咬合の成長が完了したのちに本格的な修復
処置が必要となることが多い．したがって，それまでは
**歯列・咬合の回復と安定**に努め，将来の治療までの**つな**

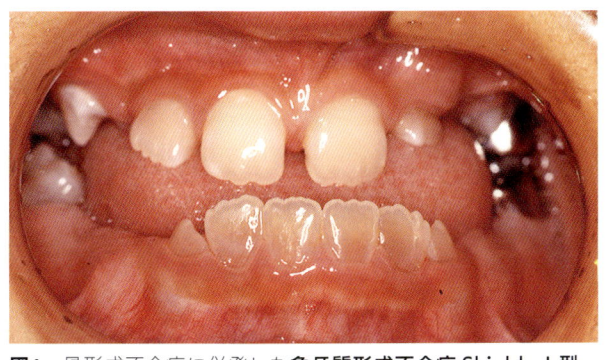

**図1**　骨形成不全症に併発した**象牙質形成不全症 Shields Ⅰ型**.
下顎前歯はこの疾患に特徴的な透明感のあるオパール様の歯冠色
を呈している．＊参考文献1より転載

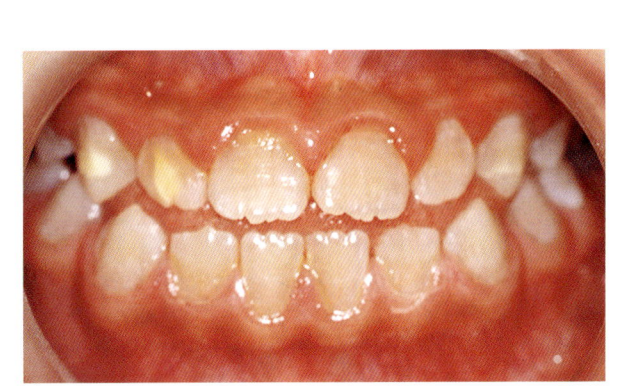

**図2**　象牙質形成不全症 Shields Ⅱ型.

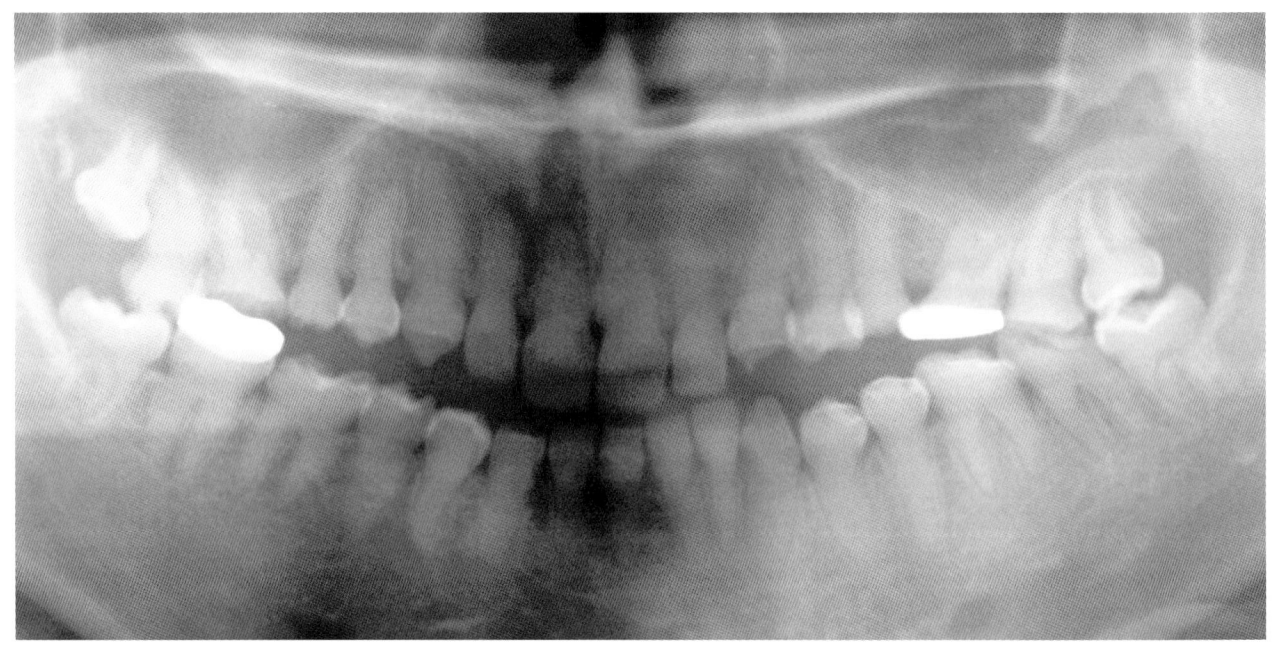

**図3** 象牙質形成不全症 Shields II 型のパノラマエックス線画像．17歳で第三大臼歯以外の永久歯の歯髄腔はほぼ閉鎖している．＊参考文献1より転載

ぎにあたる**暫間治療**を行う．そのために，咬耗がとくに激しい乳臼歯は，乳歯用既製金属冠で全部修復して咬合高径の維持に努める．また，永久歯に対しても咬耗が激しい場合は，臼歯部に**既製金属冠**，前歯部には審美性を考慮して透明なクラウンフォームを用いた**コンポジットレジン冠**を用いて暫間的な全部被覆を行う．

## 予後

全部被覆して暫間的修復した場合は，成人後の補綴も容易で予後はよい．永久歯の場合，咬耗が著明でなければ暫間的修復を行わず経過観察してもよい．しかし，経過観察中に上顎の小臼歯や大臼歯が破折することがあるため，注意が必要である．**小臼歯では中心溝に沿って，大臼歯では遠心舌側溝に沿って破折**することが多い．

参考文献
1. 新谷誠康. 歯の発育と異常. In：新谷誠康・編集主幹. 小児歯科学ベーシックテキスト 第2版. 京都：永末書店，2019：67-96.

2. 赤井三千男・編. 歯の解剖学入門. 東京：医歯薬出版，1990：131-148.

# 7 癒合歯

新谷誠康（東京歯科大学小児歯科学講座）

「癒合歯」（**図1**）とは，2本以上の歯が互いに結合している場合をいう．結合した状態から「**癒着歯**」，「**融合歯**」（狭義の癒合歯），「**双生歯**」に分類される．癒着歯は乳歯にはほとんど認められず，融合歯は乳歯に多くみられる．

## 原因

「癒着歯」は二次セメント質が増殖肥厚することが原因と考えられるが，「融合歯」の原因は不明である．「双生歯」は，正常な歯と過剰歯の癒着または融合，あるいは1つの歯胚の不完全分裂が原因と考えられている．

### 何をみる？
## GP・小児歯科の鑑別診断

### 癒着歯

「癒着歯」とは，2歯以上の歯がセメント質により結合

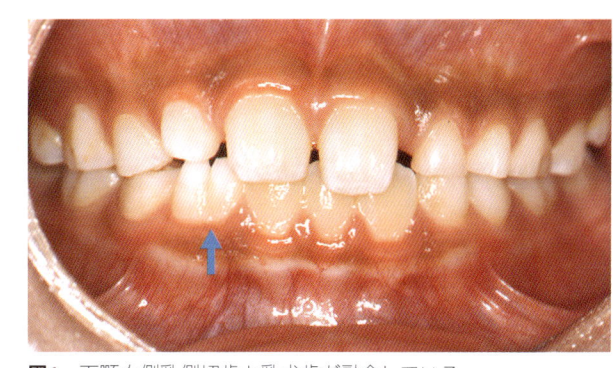

**図1**　下顎右側乳側切歯と乳犬歯が融合している．

した歯である．

### 融合歯（狭義の癒合歯）

「融合歯（癒合歯）」とは，2歯以上の歯が象牙質・エナメル質・セメント質で結合した歯である．2歯の歯髄腔が独立している場合と，連結して歯髄を共有している場合がある（**図2**）．

乳歯では下顎乳側切歯と乳犬歯，下顎乳中切歯と乳側切歯に多く，上顎乳中切歯と乳側切歯にも発症するが，その他の乳歯間で起こることはほとんどない．

### 双生歯

癒着歯や融合歯の場合，歯列内に存在する歯の数は1歯減少するが，歯列内の歯数は正常であるにもかかわらず，融合歯が存在する場合，これを「双生歯」という．乳歯では前歯部に，永久歯では上顎の前歯部と大臼歯部に多い．

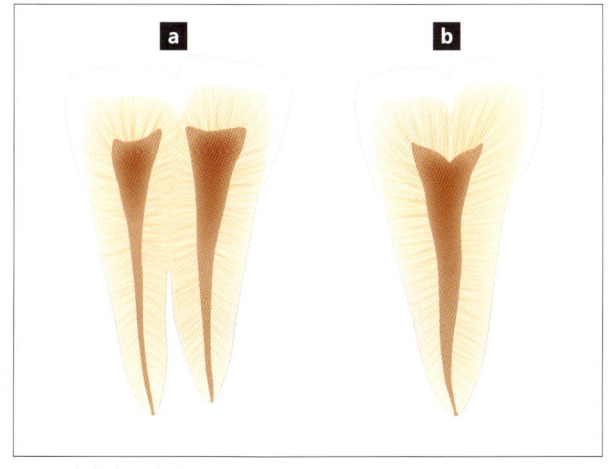

**図2**　癒合歯の歯髄．
**a**：2歯の歯髄腔が独立している．
**b**：2歯が歯髄を共有している．

### 何をする？
## GP・小児歯科の対応

**癒合部の裂溝はう蝕の好発部位**であり，予防填塞など

歯と歯質の異常・病変

歯列と咬み合わせの異常・病変

エックス線写真でみえる異常・病変

歯の外傷・口の外傷

顎関節と顎骨の異常・病変

学校での歯科健康診断時の注意事項

の処置を行う必要がある．また，乳歯の癒合歯も永久歯の癒合歯も，**ほとんどの症例で永久歯の歯列不正の原因になる**ため，早期から矯正学的な治療計画を講じておく必要がある．

## 予後

　癒合した歯の後継永久歯2歯のうち，1歯が約50％の症例で先天欠如するといわれているが，これはあくまでも総合した場合の話であり，実際には下顎乳側切歯と乳犬歯の癒合で73.8％，上顎乳中切歯と乳側切歯で65.2％，下顎乳中切歯と乳側切歯では16.3％であるという報告がある．また同じ報告によると，上顎乳中切歯と乳側切歯では先天欠如は後継側切歯に起こるが，たとえ側切歯が存在していたとしても，矮小歯であったり，歯胚の発育が極端に遅延している場合が多く，実に95.7％に何らかの異常が存在する．

**参考文献**

1. 新谷誠康. 歯の発育と異常. In：新谷誠康・編集主幹. 小児歯科学ベーシックテキスト 第2版. 京都：永末書店，2019：67-96.
2. 赤井三千男・編. 歯の解剖学入門. 東京：医歯薬出版，1990：131-148.
3. Tsujino K, Yonezu T, Shintani S. Effect of combination of fused teeth on eruption of permanent successors. Pediatr Dent 2013；35：64-67.
4. 新谷誠康. 乳歯の癒合歯が後継永久歯に与える影響. 日本歯科医師会雑誌 2013；65：6-14, カラーグラビア p.1.

# 8 交換期の乳歯の動揺

牧 憲司(九州歯科大学健康増進学講座口腔機能発達学分野)

乳中切歯から第二乳臼歯までは，通常二生歯性である．乳歯は後継永久歯の萌出にともない，生理的歯根吸収が進み，歯の動揺が起きて脱落する(**図1**)．この生理的歯根吸収は，乳歯にのみ生じる現象である．

## 原因

後継永久歯の萌出力による局所のストレスにより，破歯細胞が誘導され，乳歯の歯根吸収に大きな役割を担うと考えられている．

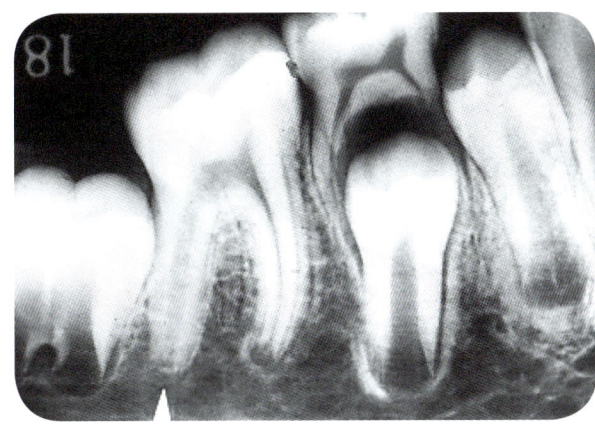

**図1** 下顎左側第二乳臼歯の歯根が下顎左側第二小臼歯の萌出にともない吸収している．

## 何をみる？
## GP・小児歯科の鑑別診断

歯種によって生理的歯根吸収の開始時期に相違がある．**4歳頃**に**乳中切歯**の歯根吸収が始まり，最後に**8歳頃**に**第二乳臼歯**の歯根吸収が始まる．

下顎前歯部の永久歯萌出は，**舌側から萌出し，エスカレーター式交換**とよばれている(**図2a, b**)．

## 何をする？
## GP・小児歯科の対応

乳歯抜歯の適応症は，う蝕などの原因で保存不可能になった乳歯や，健全な歯列育成の妨げになるおそれのある乳歯が適応である．脱落期で**動揺が著しい乳歯**，**永久歯の正常な位置への萌出障害**となっている乳歯は，抜歯の適応となるケースがある．

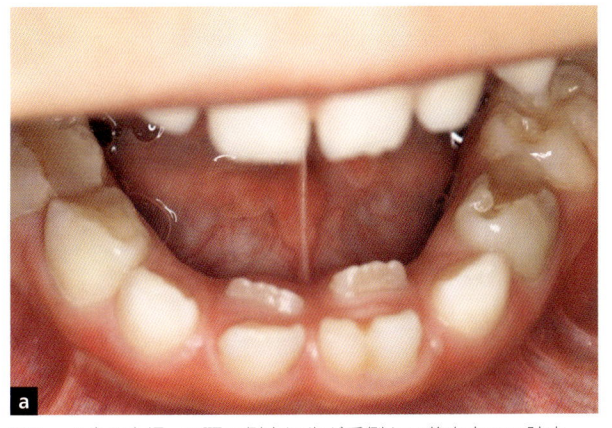

**図2a** 6歳の女児．下顎両側中切歯が舌側から萌出中の口腔内．

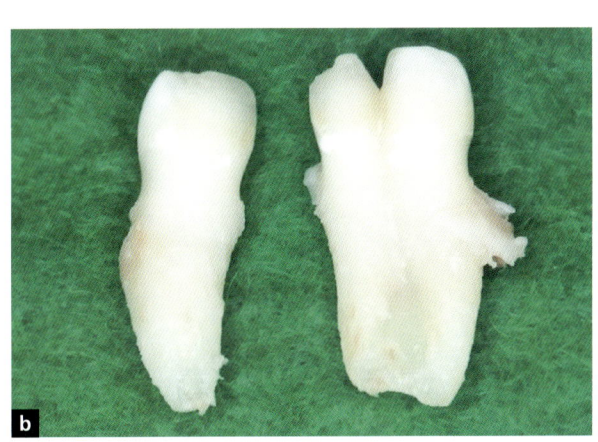

**図2b** 両側乳中切歯の抜歯後．

# ⑨ 変色歯・歯髄壊死

牧　憲司(九州歯科大学健康増進学講座口腔機能発達学分野)

外傷により歯髄内出血から象牙細管内に血色素が侵入すると，**ピンクや赤色**に歯が変色し，歯髄壊死すると**灰褐色**を呈するようになる．しかし，**変色したからといって必ずしも歯髄壊死**というわけでなく，その一致率は**60%未満**といわれている．

## 何をみる？
## GP・小児歯科の鑑別診断

**乳歯や幼若永久歯の場合には，外傷などでいったん受傷歯が変色しても，数か月後に変色が消退することがある**（**図1a〜d**）．受傷歯が黄色などの薄い変色で，膿瘍や打診痛などの臨床症状をともなわない場合に多くみられる．受傷歯をエックス線写真的に観察すると，また，内外歯根吸収をともなわない場合がほとんどで，歯髄腔狭窄が多くの症例でみられる．

**図2**のように**変色の程度が強く，根尖部膿瘍を呈している場合は，変色が戻ることはほとんどない**．

## 何をする？
## GP・小児歯科の対応

**図1**のような症例の場合は対応法としては，経過観察を第1選択とする．**図2**のような症例では，感染根管処置を行ない，保存に努める．

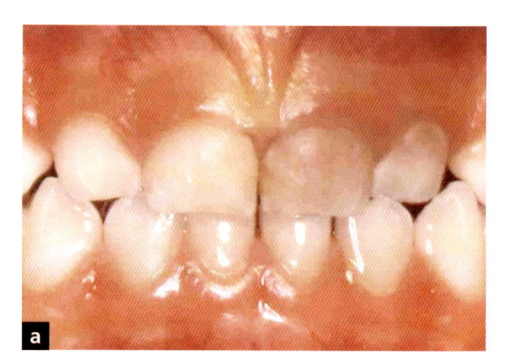

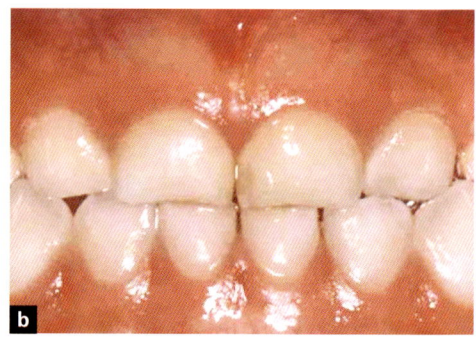

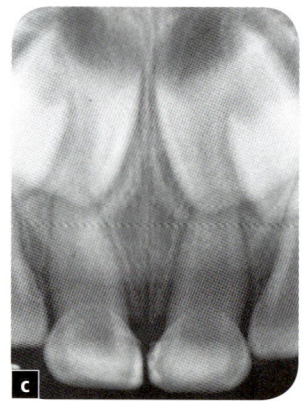
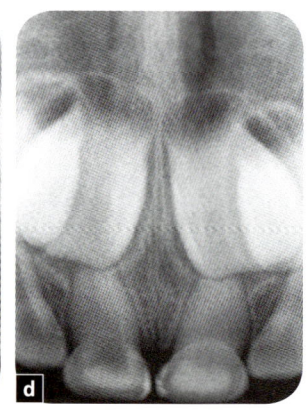

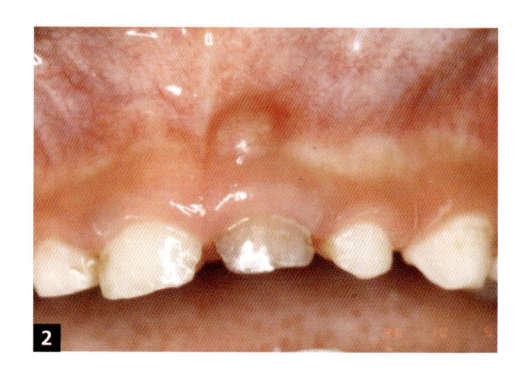

**図1a**　3歳2か月の女児．2か月前，転倒により上顎左側乳中切歯を打撲．歯冠着色を主訴として来院した初診時の口腔内写真．
**図1b**　1年4か月後．歯冠変色は軽減し，髄腔狭窄がみとめられ，電気歯髄診は＋．
**図1c, d**　初診時（**c**）と，1年4か月後のエックス線写真（**d**）．
**図2**　4歳の女児．歯冠色が黒褐色を呈し，歯肉部に膿瘍が認められる．

# CHAPTER 2

# 歯列と咬み合わせの異常・病変

# 1　異所萌出

渡部　茂（明海大学保健医療学部口腔保健学科）

　歯が本来萌出するべき部位に萌出せず，異なった部位に萌出することを「異所萌出」という．

　異所萌出は，萌出スペースの不足，乳歯の晩期残存，過剰歯や根尖病変の存在などにより，萌出方向に異常が生じることが原因とされている．

## 第一大臼歯の異所萌出

### 原因

　第二乳臼歯は，形態的に歯頚部の狭窄が著しいという特徴がある．第一大臼歯の萌出は第二乳臼歯の遠心面をガイドに萌出するが，その時期に顎堤の発育が不十分で，第一大臼歯が萌出するだけのスペースが確保されていない場合，萌出時に第一大臼歯の第二乳臼歯遠心面に対する傾斜は強くなり，第一大臼歯の遠心咬頭が第二乳臼歯の狭窄した遠心歯頚部にもぐりこんでしまい，完全な萌出が困難となる状況に至る（**図1**）．

### 何をする？
### GP・小児歯科の対応

　放置すると，第二乳臼歯の遠心側歯頚部あるいは歯根部が吸収して，抜歯に至るケースも生じる．**軽度のものは歯冠離開ゴムを隣接面に挿入**して経過を観察する．**遠心側歯根部，歯頚部が吸収しているような場合は，萌出をブロックしている第二乳臼歯歯冠遠心面をスライスカット**し，歯の萌出をスムーズにする．削除した分スペースが失われることになるが，萌出後に装置を挿入し，近心傾斜した第一大臼歯を遠心に起こす．

　**同様のことが第二大臼歯萌出時にも起こる**ので，注意が必要である．

　予防策としては，第一大臼歯や第二大臼歯の萌出の際には定期的に観察し，**ゴムリングの装着**など早めの対応を行う．

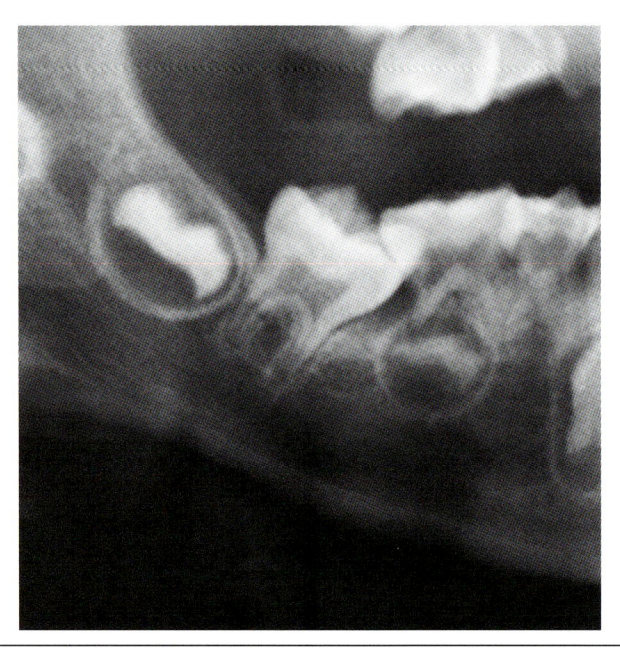

**図1**　6歳の男児．6̲の近心咬頭が E̅ の遠心歯頚部に入り込み，萌出が困難な状況を示す．

歯と歯質の異常・病変

**1** 異所萌出

歯列と咬み合わせの異常・病変

エックス線写真でみえる異常・病変

歯の外傷・口の外傷

顎関節と顎骨の異常・病変

学校での歯科健康診断時の注意事項

## 正中過剰歯による異所萌出（正中離開）

### 原因

　正中埋伏過剰歯に気づかずにいると，あるいは存在に気づいてはいても抜去をためらっていると，上顎中切歯萌出時に正中離開が生じる（**図2**）．両中切歯の歯根完成後や，両側切歯の萌出後では，正中離開の自然治癒は難しくなる．抜去をためらう理由としては，埋伏歯が深い位置にある，患児の年齢が小さい，などの理由が挙げられる．

何をする？
### GP・小児歯科の対応

　過剰歯の存在を確認したときは，**早期に抜去**する（CHAPTER 3 **2** **3** でも解説）．エックス線写真診断で埋伏歯が両中切歯の位置異常をきたす恐れが低い場合には，抜歯の時期を遅らせてもかまわないが，両者が近接している場合などは，早期に抜去することで，正中離開を防止することができる．すでに正中離開が始まっている場合でも過剰歯を抜去することで，自然治癒が見込まれる．

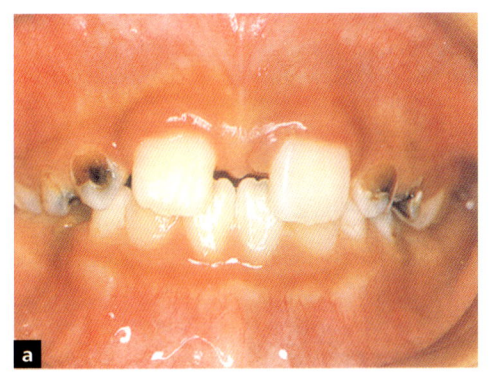
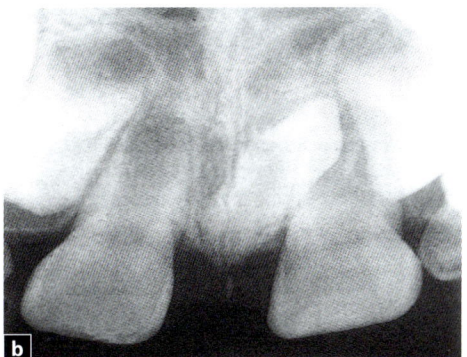

**図2a, b**　7歳の男児．正中埋伏過剰歯による上顎の正中離開．エックス線写真診査では，両側中切歯の歯根が未完成，両側側切歯の形成・萌出がこれからなので，早期に過剰歯を抜去すれば，ある程度の離開の縮小は期待できる．

## 乳歯の晩期残存による異所萌出

　乳歯が交換期を過ぎても残存している場合に，後継永久歯が異所萌出を起こす（**図3**）．

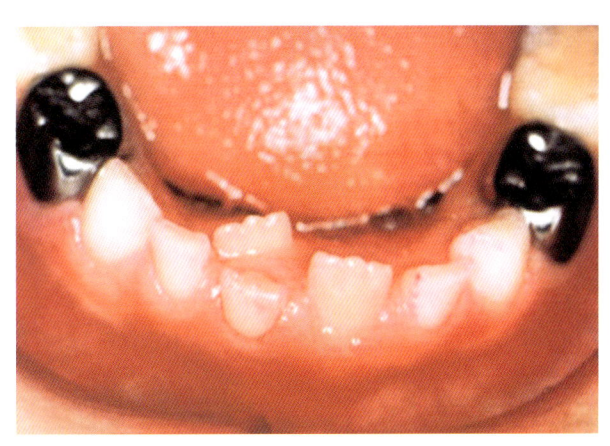

**図3**　6歳の女児．<u>1</u>の異所萌出．<u>A</u>は，歯根の吸収が不十分なため，動揺は少ない．<u>1</u>萌出スペースは十分あるので，<u>A</u>を抜去後に経過観察を行う．<u>1</u>の位置は自然治癒する確率が高い．

## 原因

　乳歯の晩期残存は下顎中切歯に生じやすい．後継永久歯が乳歯の真下に位置しておらず，乳歯根の吸収が正常に起こらないために，後継永久歯が異所萌出を起こす．この場合に乳中切歯は，交換期にもかかわらず根が吸収していないため（根の舌側面のみ吸収），動揺が少なく，しっかりしている場合が多い．

何をする？
## GP・小児歯科の対応

　**晩期残存している乳歯を抜去**する．その際に，永久歯の萌出が片側のみでも，エックス線写真で両中切歯が確認できれば両側の乳歯を抜去する．舌側部に萌出した永久歯は，スペースが十分あれば，自然に元の歯列に戻る．

## 先行乳歯の外傷，あるいは根尖病変による異所萌出

## 原因

　乳歯の外傷あるいはう蝕で，慢性の根尖病変が生じて放置された場合，後継永久歯歯胚がその病巣を避けて位置異常を起こすことにより，異所萌出となる（**図4**）．

何をする？
## GP・小児歯科の対応

　根尖病変の治療を行う．

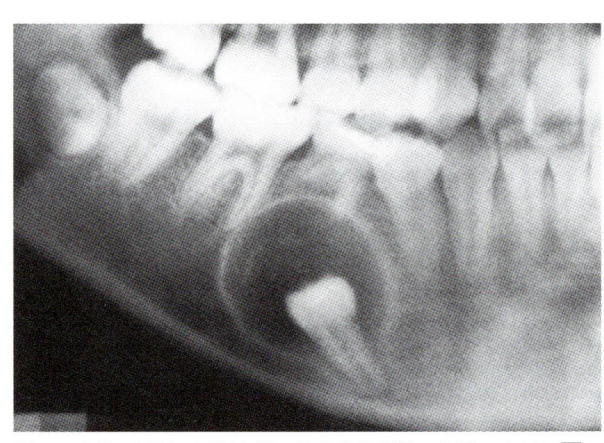

**図4**　12歳の男児．下顎右側の濾胞性歯囊胞．囊胞のために⅝の位置が近心深部に移動している．ただちに囊胞摘出処置を行う．

# **2** 低位乳歯

渡部　茂（明海大学保健医療学部口腔保健学科）

「低位乳歯」とは，乳歯の萌出時に，何らかの原因で歯冠が咬合平面にまで萌出できず，咬合平面より低位に留まる状態である．低位乳歯の好発部位は，下顎臼歯部に多く，1歯の場合から数歯に及ぶ場合もある．また，低位乳歯の影響は，後継永久歯の萌出困難，歯根発育異常，永久歯列不正の原因となることが報告されている．

## 原因

「低位乳歯」の原因は，歯胚の歯根部が歯槽骨と癒着（ankilosis）を起こしている場合がもっとも多い．

癒着の原因は，一般に局所的には，外傷などによるショック，歯根膜の形成不全，後継永久歯の欠如，局所的代謝障害などで，全身的には遺伝的因子などがあげられている．

何をする？
## GP・小児歯科の対応

後継永久歯の状態に応じて，経過観察，**低位歯の抜歯・脱臼**，**保隙**，**後継永久歯の牽引**，**後方臼歯の近心傾斜の場合には空隙の拡大**，などが行われる．

下顎第二乳臼歯に比較的多くみられる．この場合は3歳時歯科健診の時点で低位乳歯と診断できるはずであるが，萌出遅延と診断されて放置あるいは見過ごされると，後方の6歳臼歯が萌出後に近心傾斜を起こし，のちの治療が困難となる場合が多い（**図1**）．

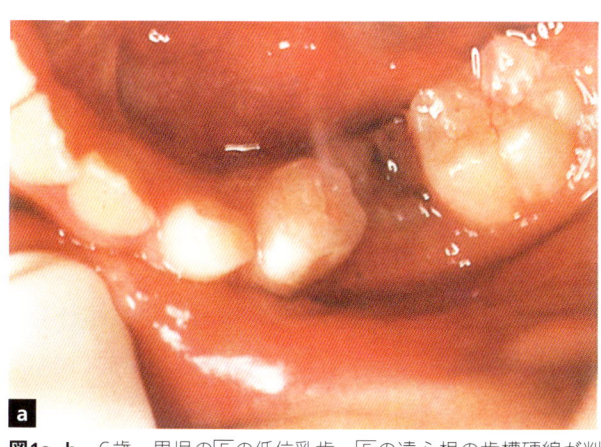
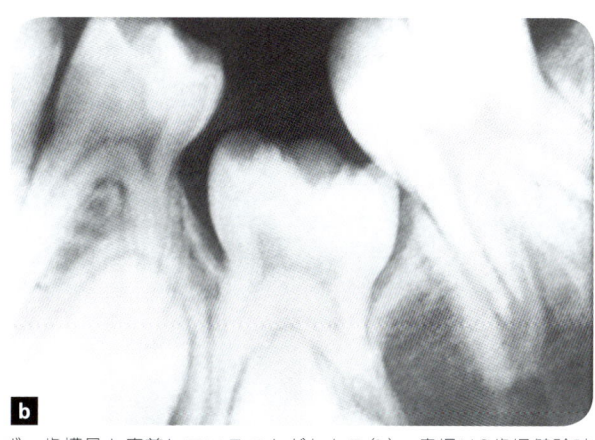

**図1a, b**　6歳，男児の E の低位乳歯． E の遠心根の歯槽硬線が判然とせず，歯槽骨と癒着していることがわかる（**b**）．患児は3歳児健診時に萌出が遅いが，間もなく萌出してくると歯科医師に告げられていたが，その後，歯科医院を受診していない．その後，6歳となって第一大臼歯が萌出し，近心傾斜を起こしている．治療は第二乳臼歯の抜去，第一大臼歯の遠心移動，第二小臼歯の萌出促進を行う．

# 3　先天欠如（先欠）

渡部　茂（明海大学保健医療学部口腔保健学科）

## 1歯の欠損，多数歯に及ぶ欠損

　乳歯の欠如は，上顎乳側切歯，下顎乳中切歯・側切歯に比較的多くみられる．

　永久歯の欠如は，大臼歯部では上下第三大臼歯，小臼歯部では上下顎第二乳臼歯，前歯群では上顎側切歯，下顎中切歯・側切歯に比較的多い（**図1**）．

　1本も歯が存在しない場合を「完全無歯症」，部分的に欠損がある場合を「部分無歯症」という．

　多数歯が欠損する全身疾患としては，「先天性外胚葉形成不全症」が代表的である．

## 原因

　先天欠如（先欠）は，歯の発生の初期（開始期，増殖期）に何らかの影響を受けることにより，歯数の異常が起こることが原因である．

### 何をする？
## GP・小児歯科の対応

　通常，後継永久歯が存在しなければ，先行乳歯の根の吸収は進まず，交換期に至っても動揺がなく，しっかりしている場合が多い．すぐに抜去せずに顎の発育を待ち，永久歯列が完成後に，義歯装着かインプラントの症例となる．

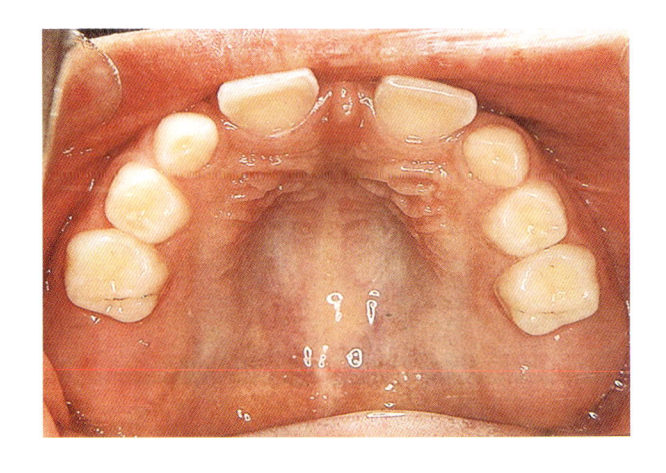

**図1**　5歳の女児．B|B の先天欠如．エックス線写真で上顎永久歯歯胚の確認を行う．2|2 が同様に欠如している疑いがある．永久歯も欠如している場合には7～8歳時の萌出時に定期的な観察を行い，咬合歯列誘導を行う．

# 4 萌出異常

渡部　茂(明海大学保健医療学部口腔保健学科)

## 早期萌出(先天性歯，新生児歯)

　「早期萌出」とは，正常な萌出時期よりも早く萌出したものをいう．出生時にすでに萌出している歯を「先天性歯」あるいは「出産歯」，生後1か月(新生児期)に萌出した歯を「新生児歯」という．報告によって異なるが，早期萌出の発生頻度は0.03～0.11％で，男児に多いとされている．下顎切歯部がほとんどで，上顎は稀である．本来の乳歯が早期に萌出する場合と，過剰歯の場合がある．

## 原因

　歯胚が歯槽粘膜表面近くに位置していたために，歯根の形成を待たずに口腔に露出してくる場合が多い，とされている．

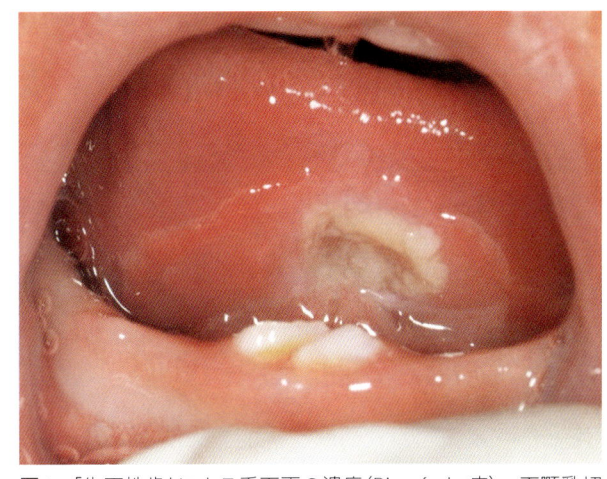

**図1**　「先天性歯」による舌下面の潰瘍(Riga-fede 病)．下顎乳切歯が両側とも早期萌出している．両側歯冠の遠心部をレジンで覆う処置を施す．

### 何をする？
## GP・小児歯科の対応

　多くの場合，早期萌出した歯の歯根の形成は行われておらず，動揺が著しい．また，哺乳期であるために，舌の前後運動により舌下面に潰瘍(Riga-fede 病　**図1**)を形成し，哺乳量が減る場合がある．**過剰歯と確認できた場合は，抜歯する．正常乳歯の場合は，舌下面の潰瘍に対して，歯の切縁部を削合，あるいはレジン系の材料で被覆**する．

# 乳中切歯の萌出遅延

歯が平均萌出時期より遅れて萌出する場合を「萌出遅延」という．

# 原因

萌出遅延の局所的な原因は，乳歯の早期抜去による歯槽骨の緻密化，歯肉の肥厚，萌出スペースの不足，外傷による歯根形成障害，などが挙げられる（**図2**）．

萌出遅延が症状として現れる全身疾患には，骨代謝異常（鎖骨頭蓋異骨症），内分泌異常（甲状腺機能低下症，下垂体機能低下症），栄養障害（軟骨異栄養症，くる病），Down症候群などが挙げられる．

## 何をする？
# GP・小児歯科の対応

## 乳歯の萌出が遅い乳児

通常，乳歯は下顎乳中切歯が生後6〜7か月で萌出するが，1歳を過ぎても未萌出な場合は，萌出遅延と診断される．乳歯の萌出遅延の場合，**パノラマエックス線撮影**を行う．

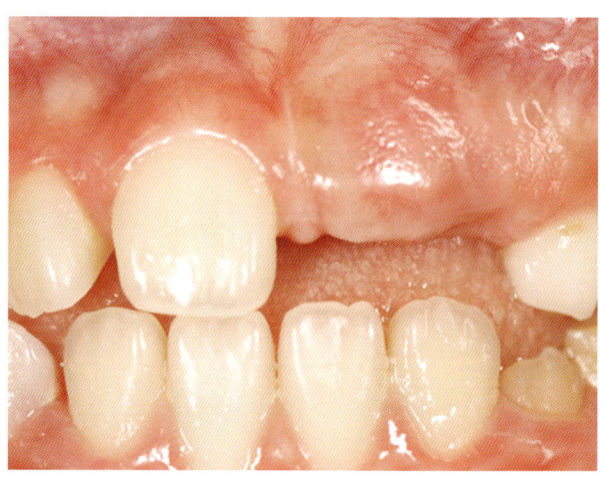

**図2** 8歳の男児の⎿1の萌出遅延．患児は5歳のとき，同部の外傷を経験し，そのときに同部の乳歯を失い，現在に至っている．エックス線検査で⎿1は確認されるが，萌出が遅延している．歯槽骨・歯肉の肥厚が原因とみられるので，開窓処置を行った．

## 永久歯の萌出が遅い場合

下顎前歯部・第二乳臼歯などは，比較的，先天欠如しやすい．その場合，パノラマエックス線撮影にて診断を行う．乳前歯部に癒合歯・先天欠如が認められる場合には，その後継永久歯にも，癒合歯・先天欠如が認められる場合が多い．

**歯胚が認められて萌出が遅く歯肉が肥厚している場合**（**図2**）**には，歯肉切除を行い，経過を観察**する．歯根が未完成の場合は，萌出が期待できる．萌出が難しい場合は牽引を行う．

# **5** 不正咬合

尾崎正雄（福岡歯科大学成長発達歯学講座成育小児歯科学分野）

近年，乳歯う蝕の大幅な減少傾向の反面，保護者は子どものわずかな歯並びにも感心をもって来院することが増えている．このように小児歯科臨床では，保護者へ満足のいく説明と，適切なアドバイスと，**咬合誘導**が必要になってきている．小児歯科における咬合誘導は，正常な成長発育を妨げる因子の発生を予防あるいは除去し，早期発見・早期治療によって正しい発育過程に誘導し，健全な永久歯咬合の完成を目指すもので，すべての小児歯科治療が対象となる．したがって，長期の口腔管理と咀嚼機能の維持を目的とした治療が重要となり，8020運動に代表されるような，良好な咬合を維持して一生自分の歯で食べられるような QOL を目指している．

矯正歯科治療も，同じような目的で行われるが，小児歯科における咬合誘導は，形態的問題よりも口腔軟組織の機能的問題改善や，咀嚼機能の改善，そして顎の変異や咬合異常の原因除去に重点をおくようにしている．

東京歯科大学の調査では，全調査対象の約70％に咬合育成治療が必要であると述べている（**図1**）．これらの事実から，歯科医師が今後，保護者や患児に対して積極的に不正咬合の処置の必要性を啓蒙していくことで，不

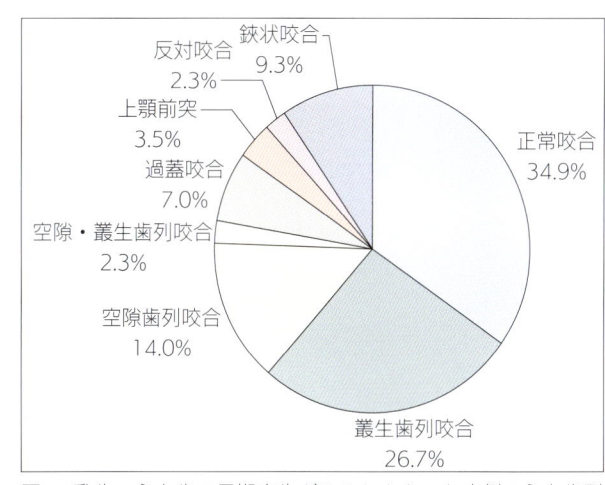

**図1** 乳歯・永久歯の早期喪失がみられなかった症例の永久歯列期の咬合状態．＊参考文献3より引用・改変

正咬合の処置を希望して来院する患者が，う蝕治療で来院する患者よりも多くなると推測している[1~3]．したがって，今後，小児を対象に歯科治療を行う歯科医師は，成長発育の基本と不正咬合についてより深く理解し，咬合育成を行う必要が生じてくる．そこで，咬合育成の立場からいくつかの症例について，その理論的背景も加えて紹介していきたい．

## 原因

### 口腔機能の異常と，不正咬合

Linden[4]は，正常咬合は骨格・歯列・口腔機能の3要素が絶妙なバランスをとりながら成り立っており，その1つでもバランスが崩れると相互に影響を及ぼす，と述べている（**図2**）．骨格と歯列とが相互に及ぼす影響は非常に大きく，顎・顔面の成長と歯列形態に関する配慮が重要であることはいうまでもない．したがって，上下顎のバランスに問題がある場合には，早期に治療が必要な症例も多い．

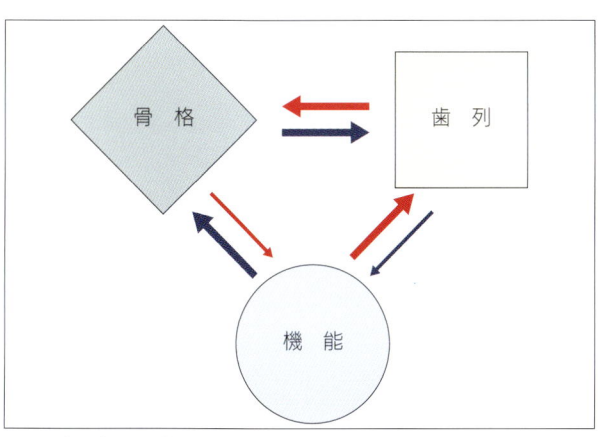

**図2** 歯と顔面の複合体システム．矢印の太さは，与える影響の強さを表す．＊参考文献4より引用・改変

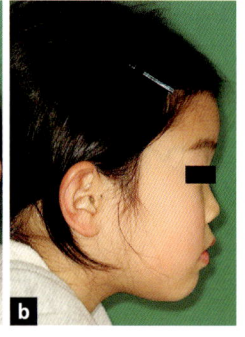
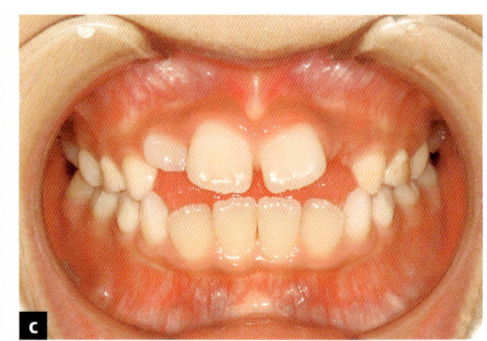

図3a〜c　7歳の女児．口腔機能異常と舌突出癖による開咬を認める．

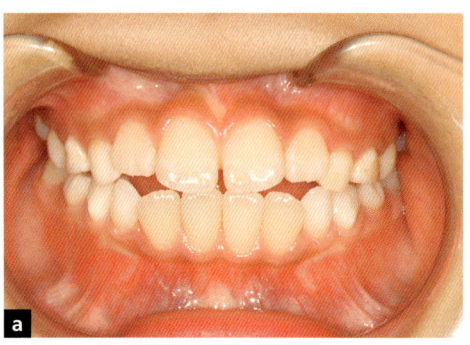
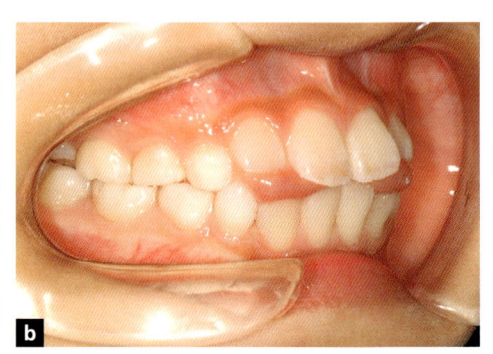

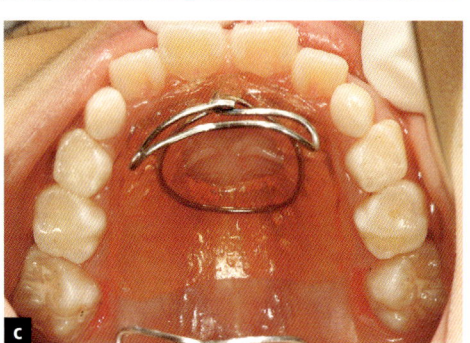
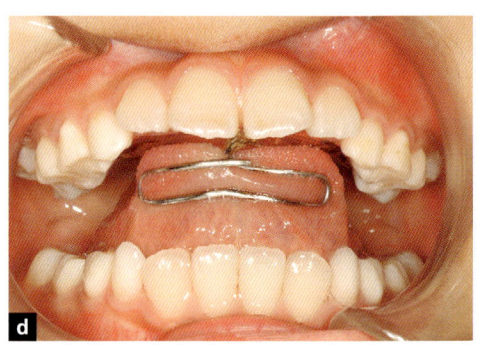

図4a〜d　tang training plate（TTP）による異常嚥下癖の消去．

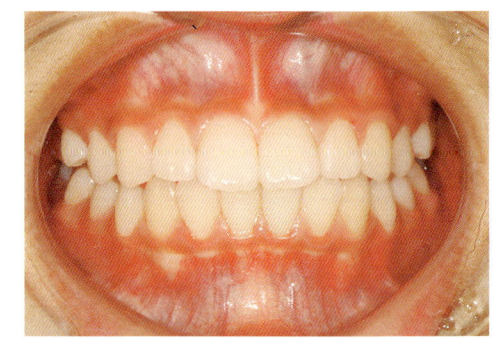

図5　異常嚥下癖消去1年後の口腔内写真．不正咬合の改善が認められる．

　口腔機能は，骨格および歯列に及ぼす影響が大きい．その反面，骨格や歯列形態の変化が口腔機能に及ぼす影響は少ない．したがって，**開咬症例で形態的な治療のみを行っても，異常嚥下癖などの機能的な改善は期待できず，習癖を放置すれば，後戻りの原因**となる．

## 何をする？
# GP・小児歯科の対応

### 異常嚥下癖

　**図3**は，**舌突出癖**と**異常嚥下癖**の影響により，開咬となっている症例である．このような症例では，口腔周囲筋の弛緩が特徴であり，いつも口を開けている小児が多い．治療を行う場合には，歯列不正に影響を与えている口腔周囲筋の機能の改善のために，できるだけ早い段階で**口腔周囲筋の強化**と**筋機能訓練（MFT）**を意識的に行わせるよう指導する必要がある．

　しかし，指しゃぶりから移行した強固な舌突出癖や異常嚥下癖は，無意識下で行われるため，意識下で行わせる MFT では，効果がみられない場合がある．そこで，

不破ら[5]が開発した tang training plate(TTP) などで異常嚥下癖を消去する必要がある（**図4**）．**図5**では異常嚥下癖を改善することにより，不正咬合も改善された．

## 反対咬合

前歯部反対咬合などの症例には，「骨格性」「機能性」「歯性」のものがあり，それぞれで治療方法が異なる．

### ①機能性の反対咬合と骨格性の反対咬合

小児の場合，**機能性の反対咬合**と**骨格性の反対咬合**が混在している場合が多い．Scammon の発育曲線で小児の成長を考えると，下顎骨の成長は思春期以降も続くため，早期に咬合状態を改善しておく必要がある．従来の治療では，成長を抑制する目的で**チンキャップ**が用いられていたが，現在ではあまり用いられていない．

下顎のバランスを改善し，被蓋関係を正常にするために，種々の装置が用いられるが，蝶形篩骨軟骨結合が閉鎖する7歳までに上顎複合体の前方成長を促進するには，**フェイシャルマスク**が有効である．

**図6**は，反対咬合を主訴に来院した6歳の女児で，セファロ分析の結果，骨格性の反対咬合がみられたため，

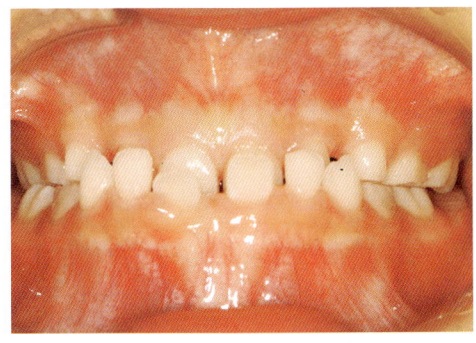

**図6**　6歳の女児．乳歯列期から反対咬合を認めた．

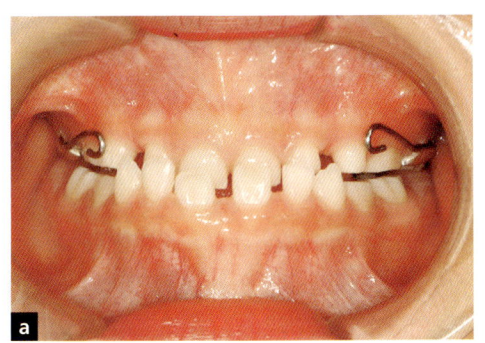 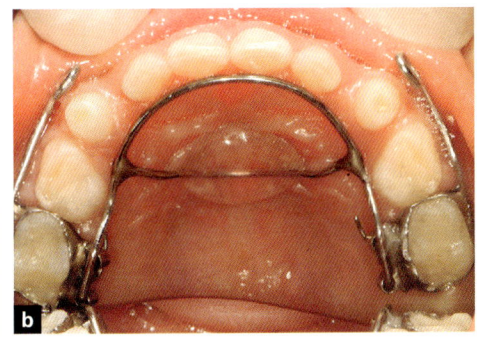 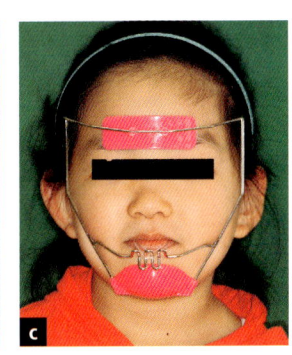

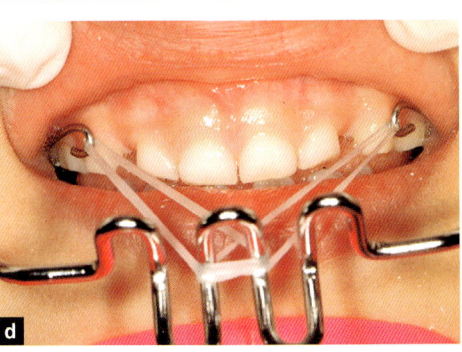 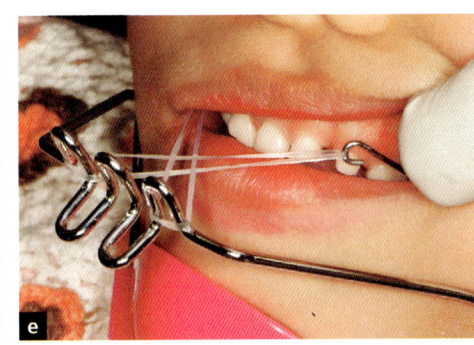 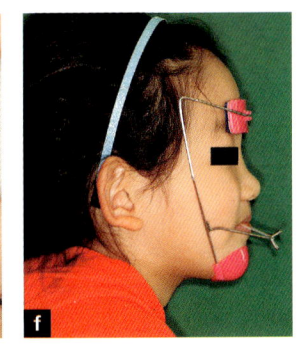

**図7a〜f**　フェイシャルマスクにより上顎牽引を行い，上下顎のバランスの改善を試みた．

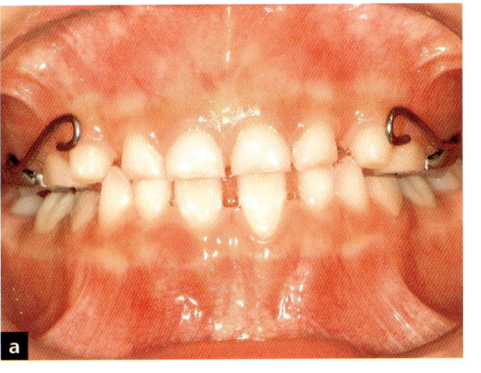 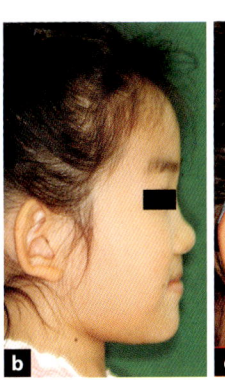 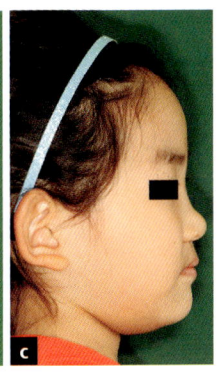

**図8a〜c**　6か月後の口腔内所見．患児の咬合が正被蓋となる．被蓋の改善と顎位の改善によって，プロフィールの改善を認める（**b → c**）．

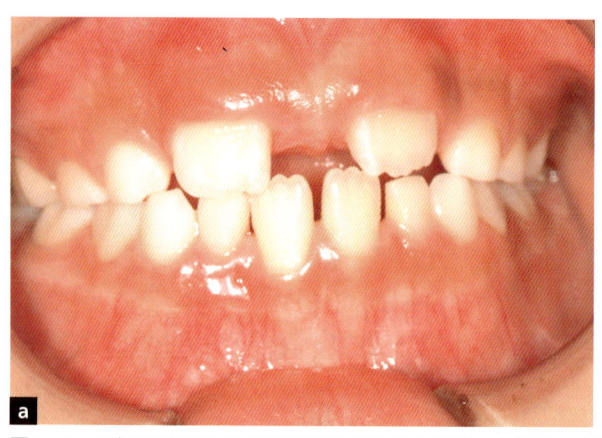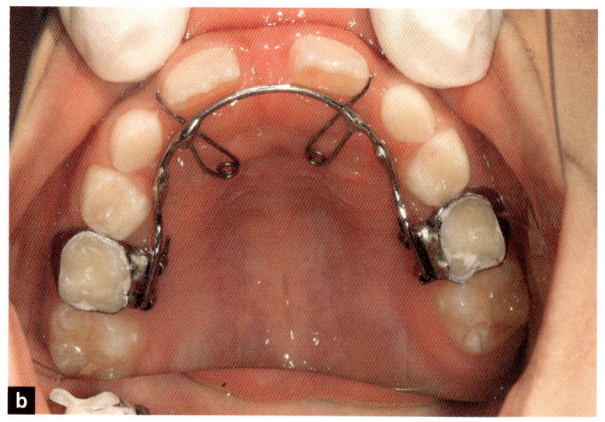

**図9a, b** 7歳の男児に対して過剰歯の摘出およびリンガルアーチと指様弾線による正中離開の改善を行った.

上顎牽引装置を装着した症例である. 約6か月でフェイシャルマスクの効果が表れはじめ, プロフィールと咬合の改善がみられた(**図7, 8**).

## 過剰歯による不正咬合

正中埋伏過剰歯などの歯の発育異常では, 永久歯の萌出方向が変わらないうちに, 早期摘出を行うのが理想的である. コーンビームCTの導入によって, 永久歯胚と埋伏過剰歯との位置関係が三次元的に分析できるようになり, 低年齢時での摘出が可能である(CHAPTER 3 **1**過剰歯を参照).

**図9**では埋伏過剰歯によって, 永久歯胚の位置異常が起こっていたが, 過剰歯の摘出と動的咬合誘導により正中離開が改善した.

## 前歯部の叢生

この数十年の食文化の変遷(すなわち食の欧米化)によって, 日本人の食物が急速に軟食化しており, 子どもたちの食事は柔らかいものが多くなってきている. 食文化の変遷と咀嚼や口腔機能の変化による悪循環が, このような状況をつくり出していると考えられる.

約50年前に調査された小野[8]の顎・顔面の成長データと1991年に筆者ら[9]が報告した約30年後の顎・顔面の成長データとを比較すると, 下顎枝の成長に変化は認め

られないが, 下顎骨体長が大きい傾向を示し, その結果, 下顎角が有意に大きかった. すなわち, 以前よりも栄養価の高い食事によって下顎骨は長くなっているが, 軟食化によって咀嚼機能が追いつかず, 歯槽骨が細く脆弱になっていると考えられる.

最近の小児では, 乳歯列において「生理的歯間空隙」が少ない小児が大半であり, 歯槽骨の成長が悪い症例が多くみられる. 正常な乳歯列であっても, 永久歯列への交換時に歯列不正を呈してくるものが約60〜70%あるといわれており, **乳歯列期から叢生がみられたり, 生理的歯間空隙が不足している症例では, 永久前歯の交換時に正しい位置への排列は望めない. したがって, 永久前歯萌出時にスペースの管理が必要**である[2].

**図10**は, 歯列弓の拡大治療を行いながら萌出管理を行った症例である.

## まとめ

本稿で示したように, 近年, 保護者が小児の歯列不正を問題として来院する症例が増えており, 歯科医師は早い時期での対応を迫られている. 治療に際しては, 成長期にある小児の口腔における機能的および形態的特徴を理解したうえで, その異常を形態的・機能的にいち早く発見し, 治療していくことが咬合育成にとって重要であり, 小児歯科医の努めであると考えている.

歯と歯質の異常・病変

**5** 不正咬合

歯列と咬み合わせの異常・病変

エックス線写真でみえる異常・病変

歯の外傷・口の外傷

顎関節と顎骨の異常・病変

学校での歯科健康診断時の注意事項

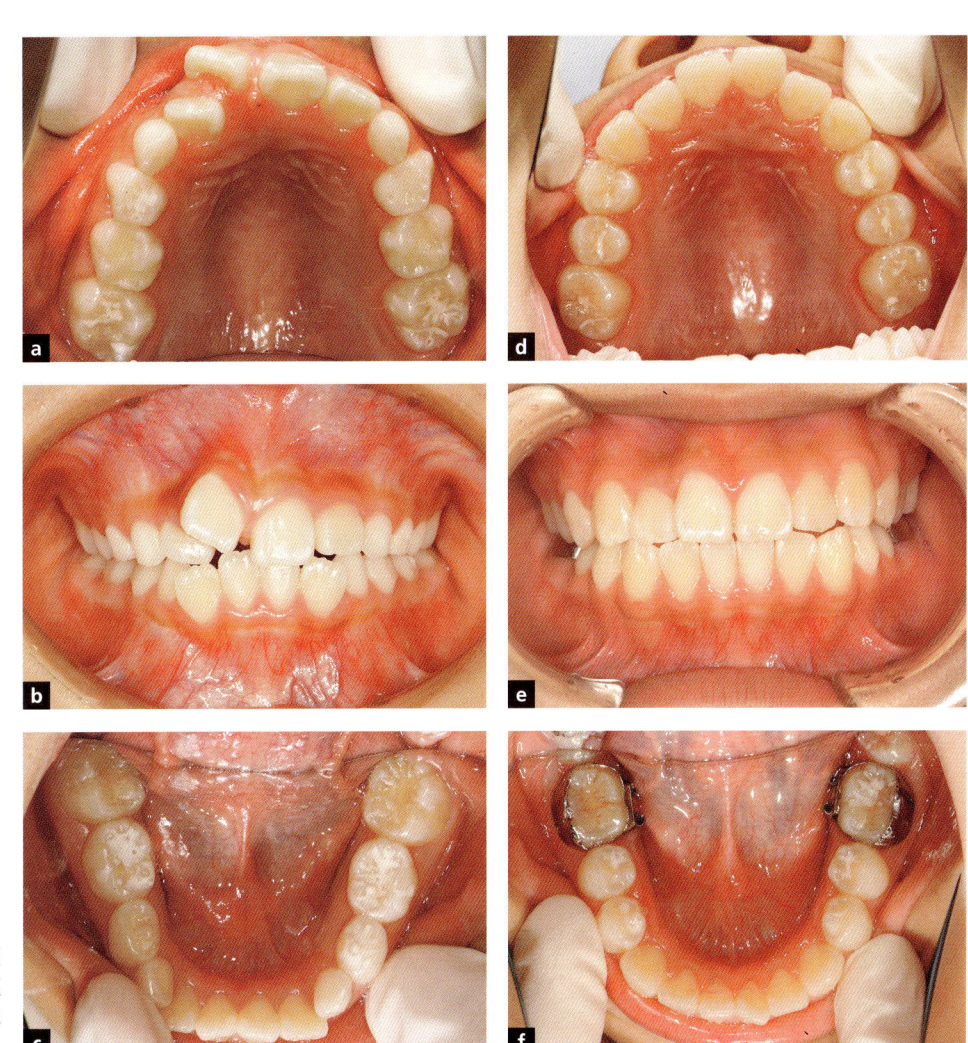

**図10a〜f** 8歳の女児．上下顎に叢生を認める（**a〜c**）．歯列拡大を行うことで被蓋の改善を認めた（**d〜f**）．

参考文献

1. 小川尚子，関口　浩，富田太郎，久保周平，町田幸雄，薬師寺仁．小児歯科来院患者の来院動機と歯列・不正咬合の関係について．歯科学報 1999；99：57-63.

2. 町田幸雄．乳歯列から始めよう咬合誘導．東京：一世印刷，2006.

3. 町田幸雄，杉浦三香，田中丸治宜．乳歯・永久歯の早期喪失がなかった症例の永久歯列期の歯列・咬合状態．小児歯誌 1997；35：510-517.

4. Frans PGM, van der Linden. Orthodontic Concepts and Strategies. Chicago: Quintessence publishing, 2004: 49-64.

5. 不破祐司，早川進一，中村昭二，後藤滋巳．Bio-feedbak の原理を応用した異常嚥下の改善に対する指導カリキュラムの一考．近東矯歯誌 1986；21:44-53.

6. 柳澤宗光，赤坂守人．反対咬合症例用機能的顎矯正装置：ムーシールドによる治療と効果．Dental Diamond 1999；2：64-68.

7. 大木　淳，梶田隆資，岩橋富貴，田中宏明，瓜生典史，妹尾葉子，藤田邦彦，山口和憲．乳歯列期反対咬合症例に対する機能的矯正装置（ムーシールド）の効果について．西日矯歯 2000；46：165-173.

8. 小野博志．頭部 X 線規格写真法による日本人小児の顔面頭蓋の成長に関する研究（第1報）．口病誌 1960；24：436-446.

9. 尾崎正雄，石井香，吉田穣，本川渉．暦年齢を基準とした小児期の顎・顔面の成長に関する研究．小児歯誌 1991；29：594-606.

# CHAPTER 3

# エックス線写真で
# みえる異常・病変

# 1 過剰歯

尾崎正雄（福岡歯科大学成長発達歯学講座成育小児歯科学分野）

「過剰歯」（supernumerary teeth）とは，通常の歯の本数よりも多く形成された歯のことをいい，口腔内に萌出がみられるものと，顎骨内にとどまっている歯（埋伏過剰歯）がある．

発生部位は，頻度の高い順に，上顎切歯部，上顎大臼歯部，下顎小臼歯部で，その50％は上顎切歯部とされている．また，もっとも発現頻度の多い上顎正中部で「**上顎正中埋伏過剰歯**」（mesiodens）ともよばれている．男女比率は，約2〜3：1で男子が多く，過剰歯が2歯存在する者も23.3％と珍しくない[2]．また，上顎正中過剰歯は，純正と逆性に分かれるが，逆性のほうが77％と圧倒的に多い[1,2]．永久歯の過剰歯の発現頻度は，1〜3％といわれる．

## 原因

過剰歯の発生原因は，系統発生学的な先祖返り（隔世遺伝説）という説，固体発生学的な形成障害（歯胚の分離や過形成）という説の2つに分かれるが，定説はない．

何をみる？
## GP・小児歯科の鑑別診断

### 摘出の時期

従来は，過剰歯によって永久歯の萌出障害が起こり，

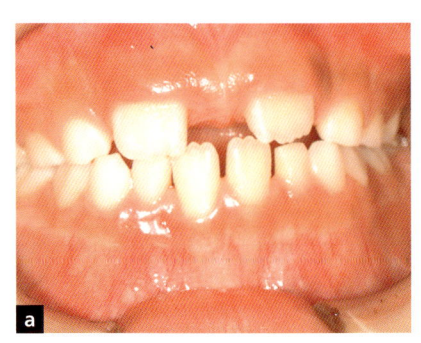
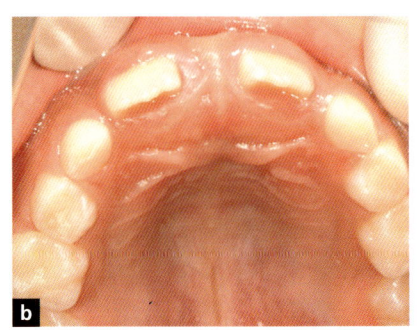
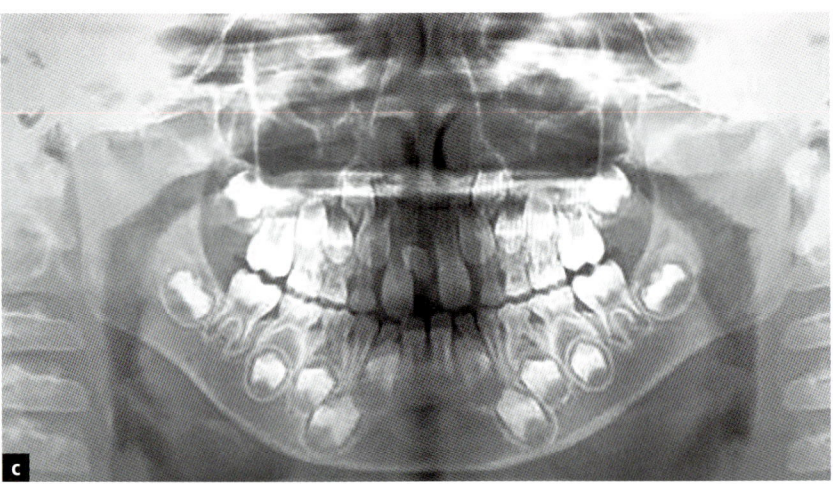

**図1a〜c** 7歳6か月の男児．正中埋伏過剰歯による正中離開を認める．過剰歯摘出後に咬合誘導が必要であった．

歯と歯質の異常・病変

歯列と咬み合わせの異常・病変

エックス線写真でみえる異常・病変

歯の外傷・口の外傷

顎関節と顎骨の異常・病変

学校での歯科健康診断時の注意事項

**1** 過剰歯

偶然に発見されることが多かった．しかし，最近では，う蝕，乳歯吸収不全，歯の外傷などの診断のために，乳歯前歯部を一般型口内法によるエックス線撮影する機会が多く，永久歯萌出前から過剰歯が発見される例が多くなってきたため，手術による摘出の機会が増えている．

　過剰歯が歯列に与える影響としては，永久中切歯の正中離開（**図1**），捻転，萌出遅延，囊胞化などがあり，歯列不正などを防止するうえでも早い時期での摘出が望まれる．

　しかし，その**摘出は，過剰歯に隣接する永久歯の歯根が2/3以上形成してから行うことが望ましい**とのガイドライン[3]も存在する．しかし，小児口腔外科的立場からみると，過剰歯の存在がすでに隣在永久歯歯胚に影響を与えている場合には，これに当てはめることはできない．埋伏過剰歯の摘出時期については，小児の口腔管理を行うなかで，さまざまな観点から総合的に行うべきである．**図2**のように，たとえ乳歯列であっても，**すでに永久歯の位置に影響がある場合や，将来影響が大きくなると判断される場合には，摘出すべき**である．しかし，外来での摘出には患児と保護者の協力が必要であり，摘出時の心理的ストレスを考えると，笑気鎮静下や全身麻酔下での摘出が必要となる場合がある．

## 何をする？
# GP・小児歯科の対応

### 埋伏過剰歯の位置の確認

**①隣接歯，永久歯胚の成熟状況・位置，切歯管との関係**

　乳歯列期や混合歯列期に過剰歯を摘出する場合には，処置を行う前に，隣接歯や永久歯胚の成熟状況，ならびに切歯管との関係など，十分な位置の確認を行う必要がある．なぜなら，早期の抜歯により形成中の歯冠や歯根へ炎症が波及すると，形成不全や形態異常を招く恐れがあることと，また，隣接する永久歯の歯冠や歯根を傷害，囊胞化や誤抜歯の危険性があるからである．したがって，その確認する項目は，

①浅在性か深在性か
②口蓋側に存在するか唇側に存在するか
③高位か低位か

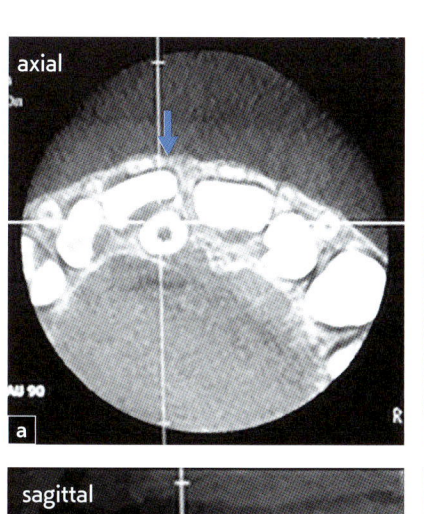
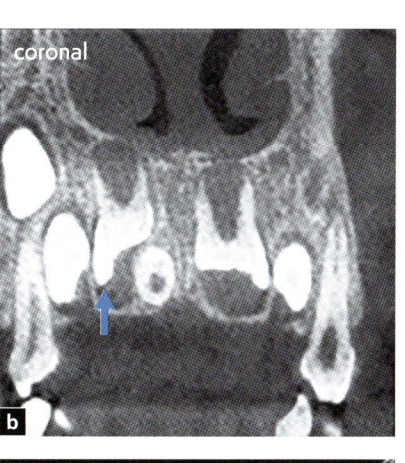
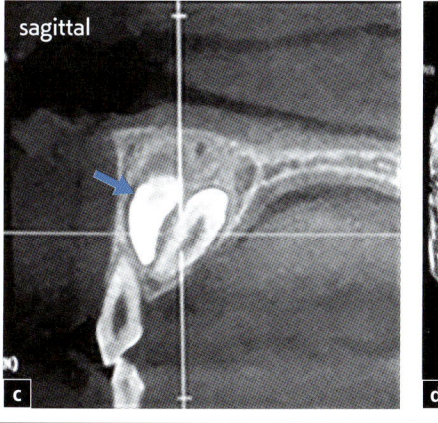
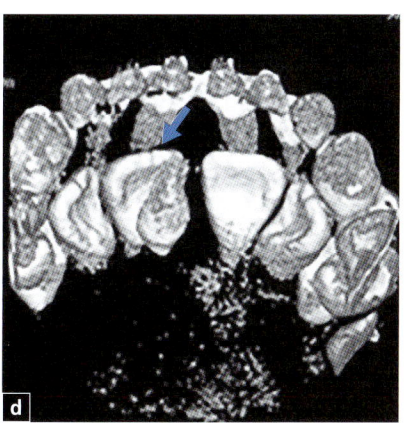
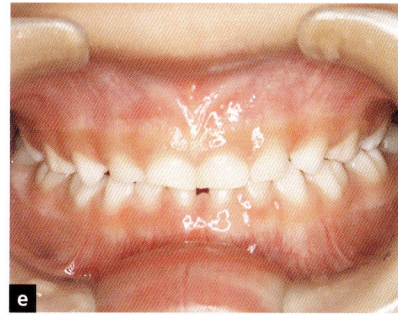
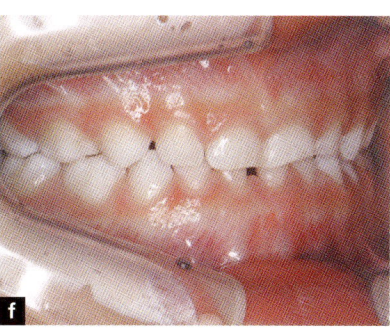

**図2a〜f**　5歳8か月の女児．過剰歯の摘出を主訴に来院．過剰歯の影響によって，<u>1</u>｜歯胚（矢印）の位置異常が認められる．

④順生か逆生か

⑤過剰歯が，歯冠や歯根の形成量が少ない永久歯と近接しているか

　などが挙げられる．従来行っていたデンタル，パノラマ，咬合法，歯軸位法エックス線写真では，隣接歯と埋伏過剰歯との位置関係を三次元的に把握することは難しく，永久歯胚の損傷や不必要な外科的侵襲を加えてしまう危険性があった．乳歯列期に過剰歯を摘出する場合には，隣接歯や永久歯胚の成熟状況など，処置を行う前に十分な位置確認を行う必要がある．

　近年, 歯科用 cone beam computed tomography（以下，CBCT）が運用されるようになり，低年齢の小児でも埋伏過剰歯の摘出が可能となった．従来行っていた二等分法・パノラマエックス線撮影法・咬合法・歯軸位法エックス線写真からは，隣接歯と埋伏過剰歯との位置関係を正確に把握することは難しく，永久歯胚の損傷や誤抜歯，また，不必要な外科的侵襲を加えてしまう危険性があった．しかし，CBCT により三次元的に隣接歯の位置関係を把握できるようになり，摘出を安全に早く行えるようになった．

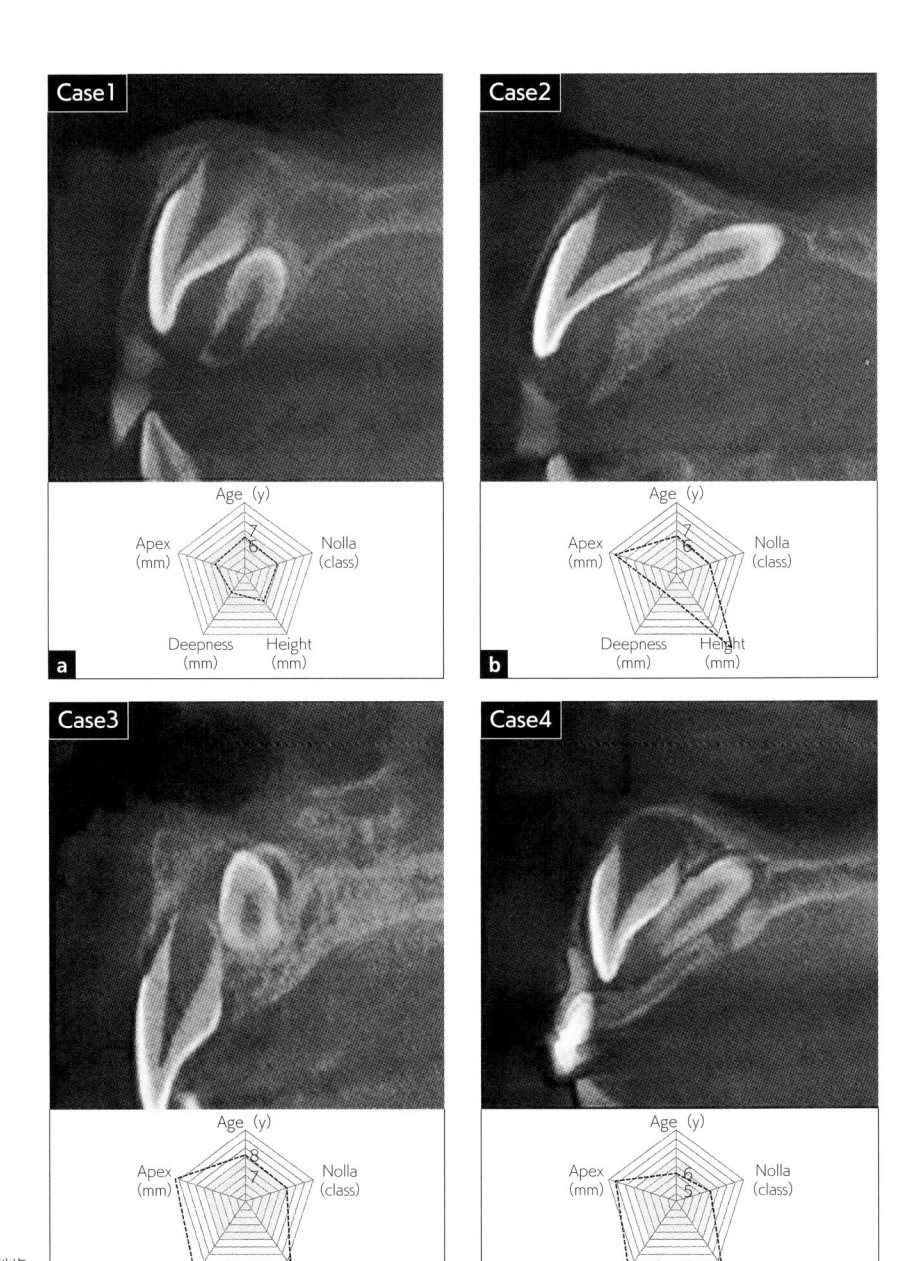

**図3a〜d**　レーダーチャートを用いた過剰歯の位置の特性の把握．

**1** 過剰歯

歯と歯質の
異常・病変

歯列と咬み合わせの
異常・病変

エックス線写真でみえる
異常・病変

歯の外傷・口の外傷

顎関節と顎骨の
異常・病変

学校での歯科健康診断時の
注意事項

このように，CBCT撮影によって永久歯胚の位置異常も確認でき，保護者へのインフォームドコンセントや今後の経過についても説明しやすくなった．しかし，患児の協力度を考慮すれば，できるだけ年齢の高い時期のほうが良好な協力を得ることができるため，摘出の際の心理的ストレスを軽減できるが，摘出を遅らせることで隣接する永久歯との位置関係が悪くなり，過剰歯の位置や萌出方向に影響を与えるリスクは高くなる．

### ②レーダーチャートでの位置の分析

そこで筆者らは，年齢，Nollaの分類を基準として過剰歯の位置を的確に診断するために，Min-Deep，Min-HeightおよびApexの5項目をプロットするレーダーチャートの作成を試みた[2]（**図3**）．このレーダーチャートによって，個々の症例で過剰歯の位置の特性を知ることができ，摘出時期をどのくらい遅らせることができるかを検討する手がかりとなる．

**図3a**のCase 1では，各計測値がグレーゾーンのなかにあり，摘出の難易度は低い．Case 2では，HeightとApexは標準位置より外側にプロットされているが，Deepnessが深くないので，容易に過剰歯を明示できるだろう．

しかしCase 3，4のように，計測項目のいずれも標準値よりも大きく逸脱しているものは，摘出に際して難易度が高く，全身麻酔下での摘出も考慮にいれ，できるだけ早い時期での摘出が必要であろう．

＊抜歯のテクニックはCHAPTER 3 **2** **3**でも解説

**参考文献**

1. 佐野哲文，立花太陽，他．上顎前歯埋伏過剰歯の臨床的検討．小児歯科学雑誌 2014；52(4)：487-492．
2. 力武美保子，岡暁子，他．レーダーチャートを用いた逆性正中埋伏過剰歯位置の評価の試み．小児歯科学雑誌 2017；55(1)：29-36．
3. American Academy on Pediatric Dentistry Council on Clinical Affairs. Guideline on Pediatric Oral Surgery 2008-2009; 30(7 Suppl): 205-211.

# 2 上顎正中埋伏過剰歯①──標準的な抜去術

尾崎正雄（福岡歯科大学成長発達歯学講座成育小児歯科学分野）

## 口腔外科の対応・テクニック

### 低年齢児の過剰歯を安全に早く摘出するために

　前項で述べたように，過剰歯が歯列に与える影響は，永久中切歯の正中離開，捻転，萌出遅延，囊胞化などがあり，歯列不正などを防止するうえでも早い時期での摘出が望まれる．しかし，一般的に過剰歯の抜歯は緊急な手術ではないので，患児の協力度を考慮すればできるだけ年齢の高い時期のほうが良好な協力を得ることができる．また，摘出の際の心理的ストレスを軽減できるが，その反面，摘出を遅らせることで隣接する永久歯との位置関係が悪くなり，過剰歯の位置や萌出方向に影響を与えるリスクは高くなる．

　そこで，低年齢児の過剰歯を安全に早く摘出するためにも，**隣接する歯胚と過剰歯との位置関係**を完全に把握し，手術手順の確認と，小児への心理的ストレス軽減法を考えなければならない．笑気鎮静法やその他の心理的対応法で不安や恐怖を取り除き，摘出を行う．そのほかにも，小児における埋伏過剰歯摘出時の注意事項には，つぎのようなものが挙げられる．

①**過剰歯の位置**

②**永久歯との位置関係**

③**手術シミュレーション（「①」「②」を前提）**

④**患児に対する心理的配慮と対応の実施**

⑤**十分な局所麻酔の実施**

⑥**必要最小限な歯槽骨の削除量の検討**

⑦**術野の確保**

⑧**切歯孔との位置関係**

⑨**出血と感染の予防**

　術者は，上記の項目を十分に準備して摘出に望む必要がある．

### フラップの形成

　まず，摘出に際して歯肉骨膜弁の作成が必要であり，過剰歯の位置から適切な切開線を選択する（**図1**）．多くの正中埋伏過剰歯は，口蓋側に位置するため，口蓋粘膜の剥離と歯肉骨膜弁の作成が必要である．

　多くの場合，正中埋伏過剰歯は口蓋側に埋伏している．このような場合には口蓋歯頸部にメスで骨膜に達する切開線を加え，歯肉骨膜弁を作成する．事前に行ったCBCTによる位置の診断により，頬側または口蓋側のど

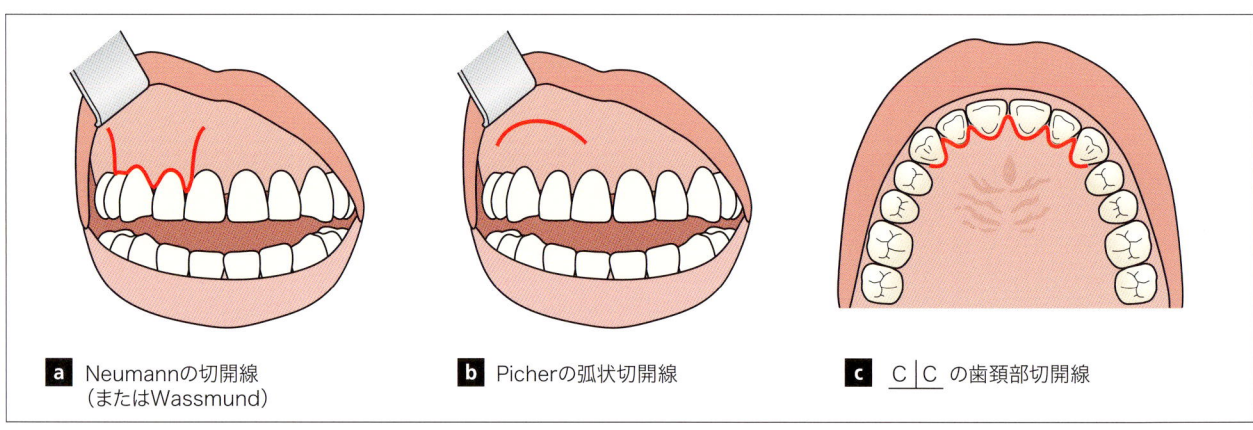

**a** Neumannの切開線（またはWassmund）　**b** Picherの弧状切開線　**c** C|C の歯頸部切開線

**図1a〜c** 過剰歯の摘出のための切開線．過剰歯が頬側にある場合は，**a** または **b** を選択する．口蓋則では通常 **c** が選択される．

歯と歯質の
異常・病変

歯列と咬み合わせの
異常・病変

エックス線写真でみえる
異常・病変

歯の外傷・口の外傷

顎関節と顎骨の
異常・病変

学校での歯科健康診断時の
注意事項

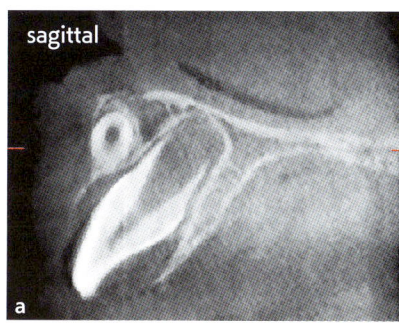
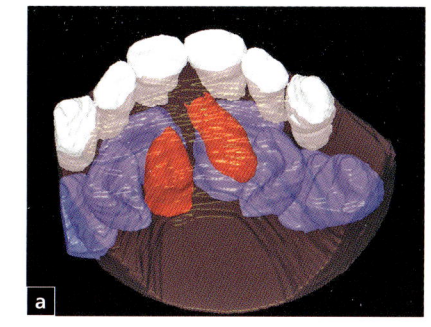
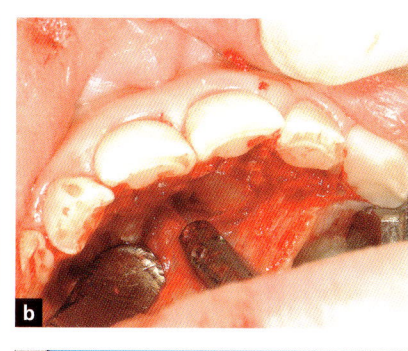
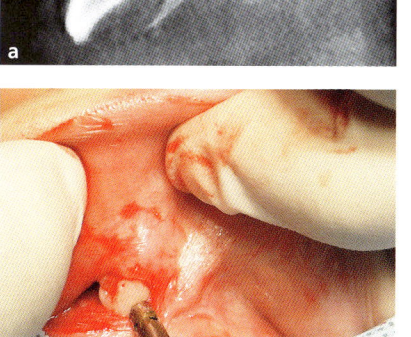
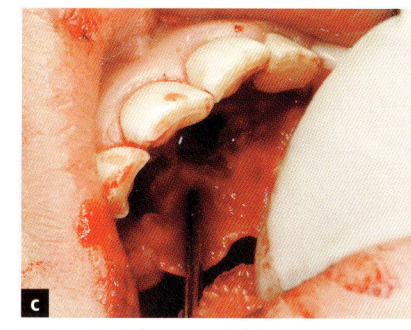
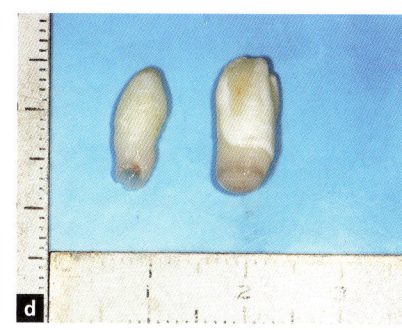

**図2a, b**　7歳の男児で，頬側から過剰歯を摘出した症例．

**図3a〜d**　5歳の男児で乳歯列埋伏過剰歯を摘出した症例．3D構築で順性および逆性の埋伏過剰歯を認める．

こから摘出するのかを選択する（**図2, 3**）．メスで歯頚部に沿って骨膜まで切開し，骨膜剥離子で歯肉骨膜弁を作成する（**図4a**）．

### 骨削除・摘出

　埋伏過剰歯の上部の骨を削除し，過剰歯を明視する．過剰歯が明視されたらエレベーター（ヘーベル）などを用いて，脱臼を試み，必要ならば骨を削除し，もっとも摘出しやすい方向を探っていく（**図4b**）．骨の削除が広範囲になる可能性がある場合には，過剰歯を分割して摘出し

たほうがよい場合がある．

### 縫合と術後

　摘出後は必要に応じて生理的食塩水で洗浄し，歯肉骨膜弁より歯間乳頭に針を通し縫合する（**図4c**）．なお，小児の埋伏過剰歯の摘出を行う場合には，術野を確保するためにバイトブロックや開口器を用いたほうがよい．また，術後は保護床を装着し，摂食時の疼痛や出血や感染を予防する．

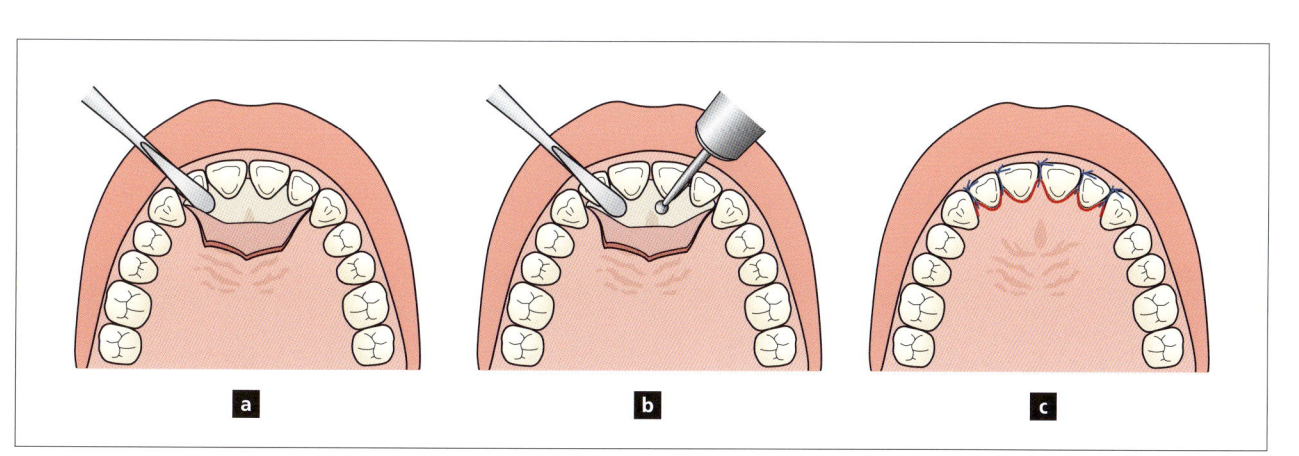

**図4a〜c**　正中埋伏過剰歯の摘出．
**a**：切開線にそって骨膜剥離子で歯肉骨膜弁を作成する．
**b**：小児用挺子と残根鉗子などを用いて埋伏過剰歯の脱臼と摘出を行う．
**c**：歯肉骨膜弁と歯間乳頭部を縫合する．

# **3** 上顎正中埋伏過剰歯②
## ──困難な症例の抜去術

堀之内康文（公立学校共済組合九州中央病院歯科口腔外科）

## 何をみる？
## GP・小児歯科の鑑別診断

　上顎正中埋伏過剰歯は，埋伏歯の位置と深さ，埋伏方向，永久歯の歯根や歯胚，切歯管との位置関係などにより抜歯が難しくなることがあり，抜歯前の評価が重要である．

### 埋伏位置の確認法

　上顎正中埋伏過剰歯の埋伏位置が深い場合には，単純エックス線写真（パノラマエックス線写真，デンタルエックス線写真，咬合法など）に加えて，三次元的な位置の確認のために CT 撮影を行い，以下の点を観察する．

①過剰歯の埋伏位置（歯列に対して唇側か口蓋側か，骨表面からの深さ）

②過剰歯の本数，形態，埋伏方向（順生か逆生か）

③隣在歯の歯根や歯胚との位置関係

④永久歯の歯数（過剰歯と思われたものが位置異常の永久歯の矮小歯のことがある）

⑤切歯管との位置関係

⑥鼻腔底との位置関係，など．

## 口腔外科の対応・テクニック

　埋伏位置が深くても局所麻酔で十分抜歯可能であるが，患児の協力度によっては全身麻酔下に抜歯する．

### 症例1

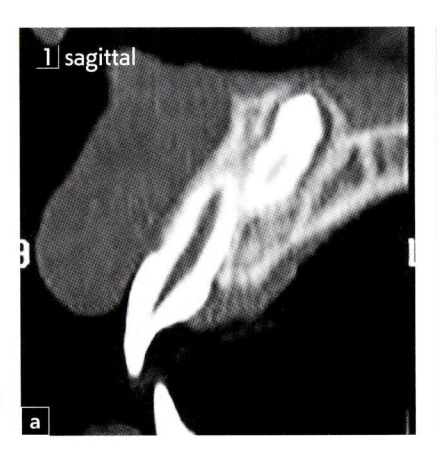
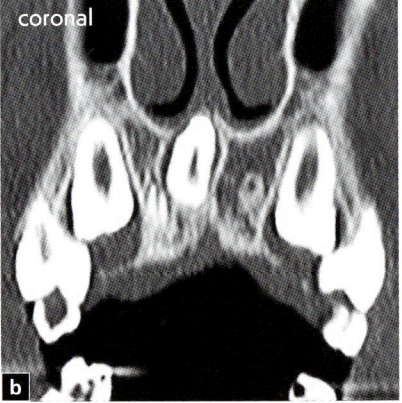

**図1a**　CT 画像（矢状断像）．１根尖より上方に逆生の埋伏過剰歯を認める．歯冠は鼻腔底を挙上している．
**図1b**　CT 画像（前額断）．歯冠は鼻腔底から突出している．

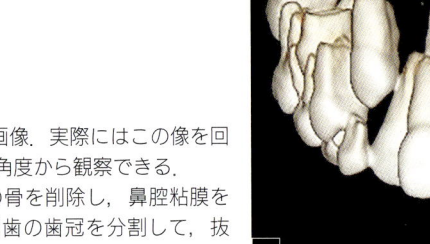
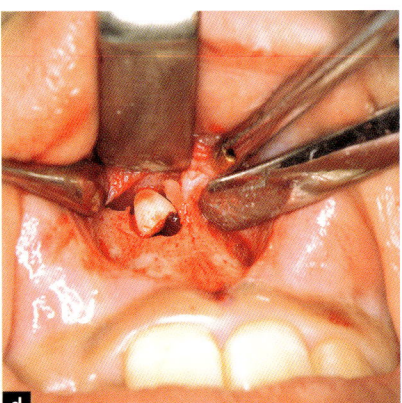

**図1c**　歯のみの3D 画像．実際にはこの像を回転させていろいろな角度から観察できる．
**図1d**　梨状口下縁の骨を削除し，鼻腔粘膜を剥離して，逆生過剰歯の歯冠を分割して，抜歯した．

**3** 上顎正中埋伏過剰歯②——困難な症例の抜去術

歯と歯質の異常・病変

歯列と咬み合わせの異常・病変

エックス線写真でみえる異常・病変

歯の外傷・口の外傷

顎関節と顎骨の異常・病変

学校での歯科健康診断時の注意事項

## 症例2

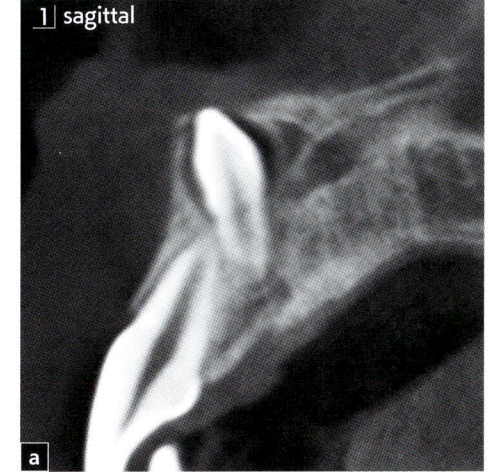
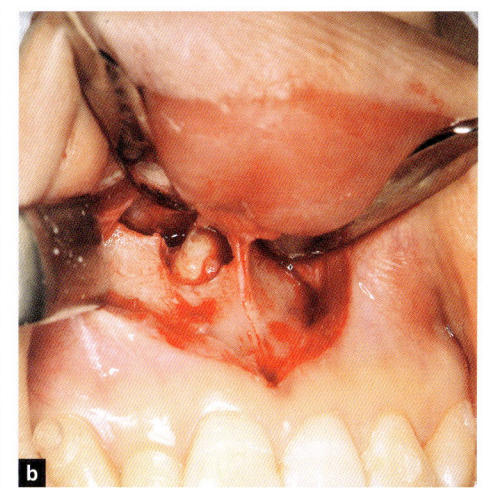

**図2a** CT 画像（矢状断像）．1┃根尖よりも唇側上方に逆生の埋伏過剰歯を認める．

**図2b** 梨状口下縁の骨を削除して逆生過剰歯の歯冠を露出させた．

## アプローチの決定（口蓋側切開か，唇側切開か）

CT 画像により，口蓋側からアプローチするか，唇側からアプローチするかを判断する．埋伏位置が深い場合は，口蓋側アプローチでは埋伏歯を直視しにくいことがある．また，上顎正中埋伏過剰歯は逆生埋伏（歯冠が上方を向いている）のことも多く，唇側からのアプローチのほうが抜歯しやすいことがある．

萌出済み永久歯の根尖よりも高い位置に埋伏している場合（**症例1〜3**）や，歯根間に埋伏している場合には，唇側からアプローチしてもよい（**症例4**）．唇側からアプローチする場合は，唇側歯槽骨表面からの深さを観察する．

唇側歯槽骨の骨表面から遠い（前後的に後方に埋伏している）場合は，唇側アプローチでは困難で，口蓋側アプローチのほうが抜歯しやすい．

## 口蓋側アプローチでの抜歯

### ①弁の挙上

C┼C または 3┼3 の口蓋側歯頚部に切開を加えて口蓋弁を起こして，抜歯することが一般的である．実際には口蓋歯肉は硬くて厚いために，弁を挙上・展開しにくいので，正中部に切開を加えて観音開きにしてもよい．

### ②切歯管

切歯管内容物は可能であれば温存する．しかし，温存することにこだわり過ぎて術野が狭くなったり，手術操作がしにくくなって手術時間が長くなると，局所麻酔の場合は，幼小児は泣き出したり，体動が多くなって抜歯

## 症例3

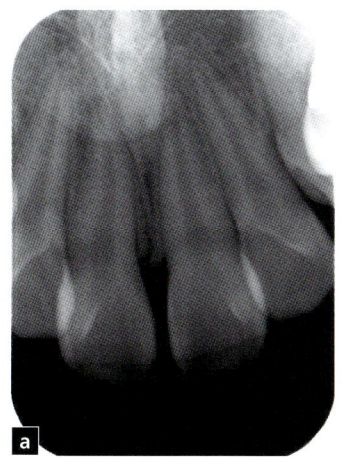
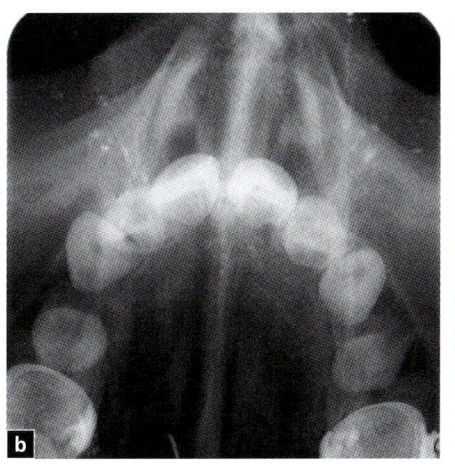
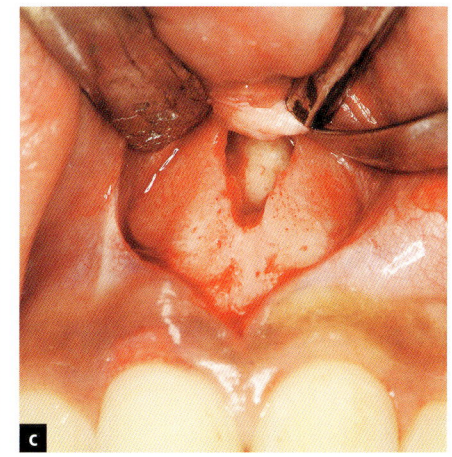

**図3a** 1┃1 歯根上方に逆生の埋伏過剰歯を認める．

**図3b** 1┃1 歯根間に埋伏している．

**図3c** 1┃1 歯根上方の歯根間（正中部）の唇側皮質骨を削去して埋伏過剰歯を露出させた．

## 症例4

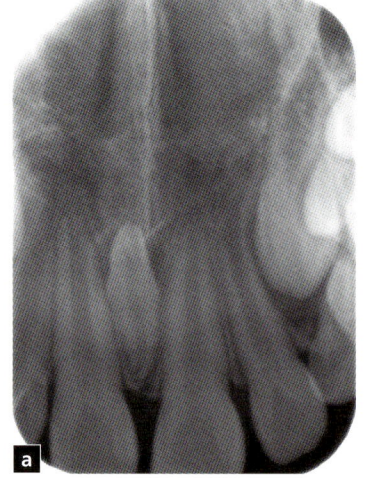
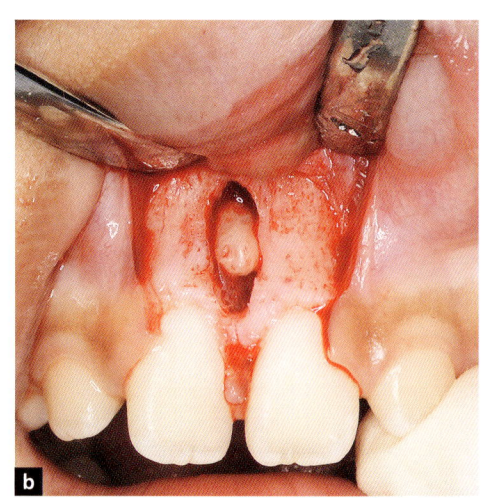

**図4a**　1|1歯根間に埋伏している.
**図4b**　1|1歯根間に埋伏していた.　1|1の歯
根の損傷はない.

不能となるので，温存することにこだわらずに切断して
よい．切歯管内容物の切断による出血は，電気メスや圧
迫で十分止血可能であり，術後の口蓋の知覚障害が問題
になることもない．

### ③骨削除，抜去

　順生埋伏の場合は，骨削除していくと，周囲の骨質よ
り硬い歯冠が露出してくるので見つけやすいが，逆生埋
伏の場合には，歯根の断面が露出してくるので，歯根を
見逃さないように注意深く観察する．

　歯冠の一部または歯根の断面を認めたら，隣在歯の歯
根や歯胚を損傷しないように注意しながら，過剰歯の周
囲の骨を小さめのラウンドバーで削除して，過剰歯周囲
にスペースを形成して，細いヘーベルやルートチップ
ピック，モスキート鉗子などで取りだす．逆生の場合，
歯冠周囲の骨削除が十分でないと歯冠が出にくい．

　抜歯後は歯冠周囲の軟組織（歯嚢）も除去する．

### ④縫合，後処置

　鼻腔底の近くにあり鼻腔側の骨が欠損している場合，
鼻腔粘膜が露出したり，穿孔して鼻出血を生じることが
あるが，自然に止血するので，とくに処置は要しない．
また，鼻腔底の穿孔部は自然に閉鎖する．

　口蓋側の粘膜骨膜弁を元に戻して縫合する．

　創の保護と粘膜骨膜弁の骨への早期の密着を図る目的
で**保護床を装着すれば，必ずしも縫合は必要ない**．

### 唇側アプローチの場合

#### ①弁の挙上

　唇側からアプローチする場合は，上唇小帯の切開を避

けて弧状またはV字型に粘膜切開し，唇側の歯槽骨を
露出させる．前鼻棘，梨状口下縁まで剥離，露出する必
要がある場合がある（**症例1，2**）．

#### ②骨削除，抜去

　過剰歯の位置に相当する位置（永久歯の根尖より上方，
または歯根の間）の唇側歯槽骨をストレートハンドピース，
またはコントラアングルにつけたラウンドバーで削除し
て，過剰歯に到達する（**症例3**）．バーの先端を直視して
正確に骨削除することが可能であるので，注意して骨削
除すれば永久歯の歯根を損傷することはない．また，根
尖部を直接損傷しなければ，根尖より上方の骨を削除し
ても永久歯が失活することはない．

　過剰歯をそのままの状態で抜去できるほどの骨削除が
できない場合には，タービンで埋伏歯を分割する．

　また，過剰歯が鼻腔底より上方に突出している場合に
は，梨状口から鼻腔内へ向かって鼻腔粘膜を鼻腔底から
剥離し，梨状口下縁，鼻腔底の骨を削除して，埋伏歯に
到達する（**症例1，2**）．この部分の骨を削除しても，鼻
や白唇部の変形を生じることはない．

### トラブル

　もっとも避けなければならないのは，目的の過剰歯以
外の歯の損傷や誤抜歯である．これは，CT撮影し，必
要があれば3D画像を作製して三次元的位置を正確に把
握して抜歯に臨むことにより，防ぐことができる．

歯と歯質の異常・病変

歯列と咬み合わせの異常・病変

エックス線写真でみえる異常・病変

歯の外傷・口の外傷

顎関節と顎骨の異常・病変

学校での歯科健康診断時の注意事項

**4** 歯牙腫

# **4** 歯牙腫

佐野次夫（東京西徳洲会病院歯科口腔外科）

## 原因

「歯牙腫」とは，歯の硬組織の増殖を主体とする腫瘍である．歯原性腫瘍のなかで，エナメル上皮腫とともに高頻度に発生する成熟歯牙硬組織の形成異常による過誤腫である．埋伏歯の歯冠部に発生することが多いため，歯槽骨内にあることが多い．

歯牙腫は歯の象牙質およびエナメル質が無痛性に増大あるいは数を増加するもので，その形状によって「複雑型」と「集合型」に分類される．「**複雑型**」は不規則な配列の歯の硬組織が正常な歯の形態をとらずに，異常配列あるいは増殖した状態をいう．「**集合型**」は種々の大きさと形をした多数の歯様の硬固物が多数集合したものをいい，その割合は1：3とされる．

### 何をみる？
## GP・小児歯科の鑑別診断

### 診断

小児歯科で，**歯の捻転，正中離開，周囲歯の晩期残存，萌出遅延など**で，臨床的に歯牙腫が発見される場合が多い．その二次的障害として，歯列不正・咬合異常などが成長発育期の小児に引き起こされる．

診断は，エックス線診査で容易に発見される．パノラマエックス線写真ならびにCT画像で三次元的な病変の位置・形状が診断できる．好発部位は，「集合型」では上顎前歯部，「複雑型」では下顎臼歯部，好発年齢は10歳から20歳代である．

### 症状

歯列不正・咬合異常を生じ，無痛性腫脹が歯肉や顎骨に生じる．稀に下顎神経を圧排して三叉神経痛様疼痛を発症することがある．エックス線所見では，歯の萌出遅延または埋伏歯がみられ，エックス線不透過性病変として認められる．「集合型」では**不規則な歯牙様不透過像の塊**として，さらに「複雑型」では**帯状のエックス線透過像病変に囲まれた不規則な塊状不透過像**を認める．

腫瘤周囲被膜や軟組織内には，歯原性上皮の存在により硬組織が誘導されて，石灰化象牙質がみられる．「幻影細胞」の出現をみることもある．

鑑別診断では，「複雑型」では骨腫や骨異形成症などがあるが，「集合型」の診断は歯の形をしているため，きわめて容易である．

## 口腔外科の対応・テクニック

外科的摘出術が基本となるが，歯牙腫の周囲に永久歯や歯の根尖部などがあるため，狭小な環境下での手術が必要となる．小児の手術では治療時の安静が図れない場合が多く，安全に手術を遂行するためには，全身麻酔下での手術が必要となる場合が多い．そして，**摘出後に速やかに永久歯の萌出誘導を行う**ことが小児期においてきわめて重要となる．

## 予後

極めて良好である．

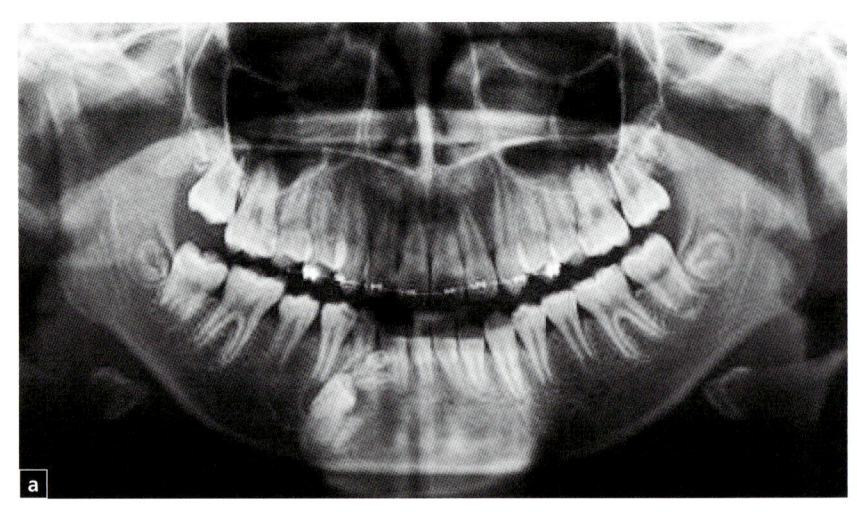

**図1a**　11歳の女児のパノラマエックス線写真．下顎右側前歯部に無痛性膨隆とエックス線不透過像が認められる．

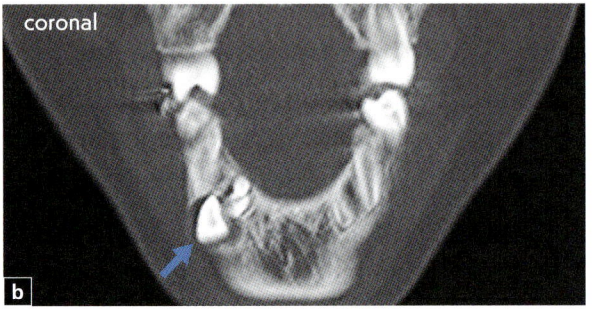

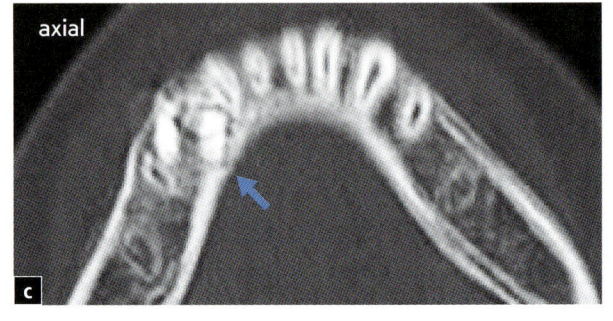

**図1b, c**　CT画像（coronal と axial）．

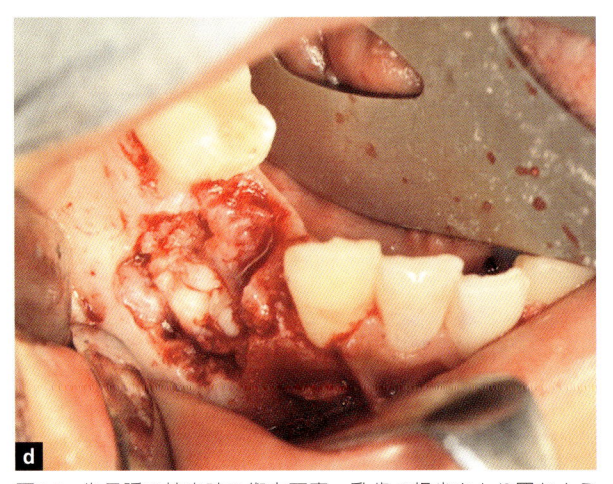

**図1d**　歯牙腫の摘出時の術中写真．乳歯の根尖をとり囲むように歯牙腫が存在し，その下方に永久歯が萌出できずに存在している．

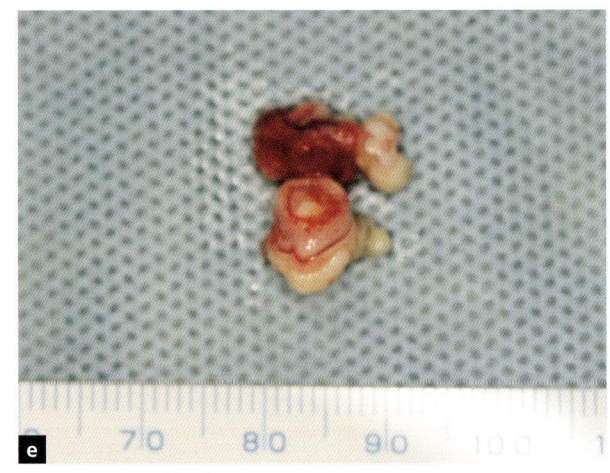

**図1e**　歯牙腫の摘出物．

**参考文献**

1. 西裕美，東川晃一郎，他．新分類（WHO：2005年）による歯原性腫瘍の臨床統計的検討．口腔腫瘍 2006；18：39-47.

2. 柴原孝彦，森田章介，他．2005年新 WHO 国際分類による歯原性腫瘍の発生状況に関する疫学的研究．口腔腫瘍 2008；20：245-254.

3. 笠原浩・編．臨床の目　臨床の手　ビギナーのための実践マニュアル　第3版．デンタルダイヤモンド．東京：2000：47-52.

4. Hattab FN, Yassin OM, et al. Supernumerary teeth report of three cases and review of the literature. ASDC J Dent Child 1994; 61: 382-393.

5. Brook AH. Dental Anomalies of number, form and size: their prevalence in British school children. J Int Assoc Dent child 1974; 5: 37-53.

6. 武石宏．萌出した過剰歯の歯根に連続して認められた複雑性歯牙腫の1例．日口診誌 2011；24：423-427.

# **5** 歯原性腫瘍・歯原性囊胞

恩田健志，柴原孝彦（東京歯科大学口腔顎顔面外科学講座）

　顎骨内に発生する腫瘍および囊胞性病変は，エックス線透過像あるいは不透過像を呈し，日常臨床で比較的遭遇することの多い疾患である．一般に緩徐に発育し，自覚症状がないまま経過することも多く，歯科治療の際に撮影されたエックス線写真上で偶然発見されることも多い．小児では最大の特徴として顎骨の成長と発育があり，骨質も成人と異なり弾力性をもち，骨の増生や再生能も旺盛であることから，これらの特質をふまえた処置や治療法が必要である．本稿では，若年者に比較的多くみられる代表的な歯原性腫瘍・囊胞について解説する．

## 歯原性腫瘍・囊胞とは？

### 歯原性腫瘍

　腫瘍とは，「自律的かつ非可逆的に過剰増殖する細胞集団」である[1]．「自律的増殖」とは，生体の生理的増殖と無関係な腫瘍細胞独自の増殖をいい，原因が除去されたあとも過剰な増殖を続けていくものである．「非可逆的な過剰増殖」とは，一度増殖した腫瘍細胞が決して退縮することがないという意味である．歯の発生・形成にかかわる細胞・組織に由来する腫瘍を総称して**歯原性腫瘍**という．歯の発生・発育は顎骨内で進行するため，歯原性腫瘍の大部分は顎骨内に発生（顎骨中心性）するが，一部は，歯の萌出部位である歯肉に発生（周辺性）する．発生頻度に関してはさまざまな報告があるが，顎口腔領域に生じる腫瘍の10～15％を占めると思われる．また，**ほとんどが良性腫瘍で，悪性腫瘍は稀**であるとされる．

### 歯原性囊胞

　囊胞とは，「内部を流動体ないし半流動体，あるいは気体によって満たされ，周囲組織から隔絶された壁をもつ病的空洞」である[1]．一般的に患者に説明する際には「水

風船のような液体を入れた袋状の病気」と説明するとイメージを掴んでもらいやすい．内腔壁が上皮で裏装されたものを「囊胞」とよび，裏装上皮がないものを「偽囊胞」として区別する．歯の原基である歯胚に由来する囊胞を**歯原性囊胞**という．したがって，エナメル器や，歯提上皮，あるいはマラッセ上皮遺残などの歯原性上皮が，この種の発生に関与する．WHO分類で歯原性囊胞は，う蝕や歯周炎の進行に継発する**炎症性囊胞**と，非炎症性で歯の発育に関連して奇形的に発生する**発育性囊胞**とに分類されている．

## 歯の組織発生と，歯原性腫瘍の発生

　歯原性腫瘍・囊胞は，歯の発生過程にみられる組織構造を模倣するので，その分類を理解するためには，歯の組織発生が重要である．ヒトの歯の形成は胎生6週頃，歯の生える部位の口腔粘膜上皮が分裂し，肥厚して「歯堤」が形成されることから始まる．次いで，歯堤には乳歯の原基となる「歯胚」が発生する．歯胚は上皮成分である「エナメル器」と，間葉成分である「歯乳頭」「歯小囊」から成る（**図1**）．エナメル器からはエナメル質が，歯乳頭からは象牙質と歯髄が，歯小囊からはセメント質・歯槽骨・歯根膜が形成される．

　歯の形成で特徴的なのは，これらの上皮性ならびに間葉性由来の組織形成において，**上皮組織と間葉組織の間に相互誘導作用**が認められることが挙げられる．歯冠部では，エナメル器の歯乳頭との境界において，エナメル上皮細胞が分化し，次いでこの部に接する歯乳頭で，未分化間葉細胞から象牙芽細胞が分化する．象牙芽細胞は上皮との境界に象牙質の基質を分泌すると，これに接するエナメル上皮細胞がエナメル芽細胞に分化し，象牙質面へエナメル基質の分泌を始める．これらの基質はしだいに厚くなり，石灰化して硬組織となる．歯冠の形成が終わると，エナメル器の内外エナメル上皮は，歯根を形

歯と歯質の異常・病変

歯列と咬み合わせの異常・病変

エックス線写真でみえる異常・病変

歯の外傷・口の外傷

顎関節と顎骨の異常・病変

学校での歯科健康診断時の注意事項

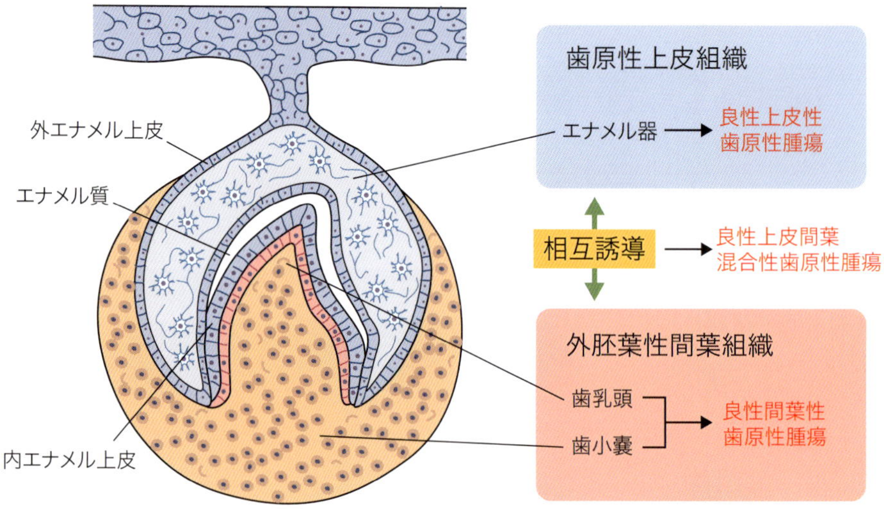

**図1**　歯の組織発生と，歯原性腫瘍・嚢胞の関係．歯の形成器である歯胚は，上皮成分であるエナメル器と，間葉成分である歯乳頭ならびに歯小嚢から成る．良性上皮性歯原性腫瘍は歯原性上皮組織から，良性間葉性歯原性腫瘍は外胚葉性間葉組織から，良性上皮間葉混合性歯原性腫瘍は歯原性上皮組織と外胚葉性間葉組織がそろい，相互誘導をともなうことにより発生する．

成するために顎骨内部へ向かい，増殖を開始する．これを「ヘルトヴィッヒ上皮鞘」とよぶ．この上皮鞘に接触した歯乳頭の細胞は象牙芽細胞に分化し，歯根象牙質を形成する．続いて，歯小嚢の細胞が上皮鞘を断裂し，歯根象牙質に接触すると，セメント芽細胞に分化し，歯根象牙質上にセメント質を沈着する．上皮鞘由来の上皮は「マラッセ上皮遺残」として，歯根完成後も歯根膜中に残存する[2]．

　以上のように，歯胚の発生ならびに歯の硬組織の形成において，上皮 - 間葉組織間の相互誘導作用が重要な役割を担っている．歯原性腫瘍の発生過程においても，これらの事象が再現され，純上皮性あるいは間葉性腫瘍に加えて，上皮 - 間葉間の誘導をともなうものが存在する．

## 歯原性腫瘍・嚢胞の WHO 分類（2017）

　2005年以来12年ぶりに，歯原性腫瘍の WHO 分類が2017年に改訂された．2017年に出版された WHO による歯原性腫瘍の分類第4版では，第2版で存在し，第3版では欠如していた**嚢胞の項目が復活**し，炎症性嚢胞および発育性嚢胞の分類も併せて規定された．また，**「角化嚢胞性歯原性腫瘍」**が**「歯原性角化嚢胞」**に，**「石灰化嚢胞性歯原性腫瘍」**が**「石灰化歯原性嚢胞」**に名称が変更され，腫瘍ではなく，嚢胞として分類された．**表1a，b** に歯原性腫瘍・嚢胞の新分類を抜粋して示す．

**表1a**　歯原性腫瘍の分類．＊歯原性ならびに顎顔面骨腫瘍の WHO 分類（2017）より抜粋．

| | |
|---|---|
| **悪性** | **歯原性癌腫**<br>・エナメル上皮癌<br>・原発性骨内癌，NOS<br>・硬化性歯原性癌<br>・明細胞性歯原性癌<br>・幻影細胞性歯原性癌<br><br>**歯原性癌肉腫**<br><br>**歯原性肉腫** |
| **良性** | **良性上皮性歯原性腫瘍**<br>・エナメル上皮腫<br>　・エナメル上皮腫，単嚢胞型<br>　・エナメル上皮腫，骨外型／周辺型<br>　・転移性エナメル上皮腫<br>・扁平歯原性腫瘍<br>・石灰化上皮性歯原性腫瘍<br>・腺腫様歯原性腫瘍<br><br>**良性上皮間葉混合性歯原性腫瘍**<br>・エナメル上皮線維腫<br>・原始性歯原性腫瘍<br>・歯牙腫<br>　・歯牙腫，集合型<br>　・歯牙腫，複雑型<br>・象牙質形成性幻影細胞腫<br><br>**良性間葉性歯原性腫瘍**<br>・歯原性線維腫<br>・歯原性粘液腫／歯原性粘液線維腫<br>・セメント芽細胞腫<br>・セメント質骨形成線維腫 |

（左列：歯原性腫瘍）

赤字：分類または名称が変更されたもの
青字：追加された疾患

歯と歯質の
異常・病変

歯列と咬み合わせの
異常・病変

エックス線写真でみえる
異常・病変

歯の外傷・口の外傷

顎関節と顎骨の
異常・病変

学校での歯科健康診断時の
注意事項

## 歯原性腫瘍・嚢胞の疫学

本邦における歯原性腫瘍の実態を集計・分析し，現状を把握するための大規模な調査が，2005年に全国の口腔外科診療施設（120施設，5,193症例）を対象に行われた[3]．これは日本口腔腫瘍学会の「歯原性腫瘍の治療ガイドライン」作成ワーキンググループ（委員長：柴原孝彦）による全国調査であった．対象期間は1995年1月～2004年12月までの10年間であり，病理組織学的にはWHO分類（2005年）にしたがって検討が行われた．なお，前述のWHO新分類（2017年）を用いた歯原性腫瘍・嚢胞の大規模な疫学研究についての報告は，本稿執筆時点においては認められない．

また，本邦において歯原性嚢胞についての大規模な疫学研究は，近年報告が見当たらない．その理由として，歯原性嚢胞の分類の変遷は著しく，腫瘍に分類された嚢胞の取り扱いの問題や，発生頻度の高い炎症性嚢胞である歯根嚢胞などを後ろ向きに詳細に検討することが困難であるからと思われる．

## 疾患別発生頻度

渉猟し得た歯原性腫瘍総数は5,193例であり，内訳は，**良性5,151例（99.2%）**，悪性42例（0.8%）と**良性腫瘍が圧倒的に多い傾向**であった．疾患別では「エナメル上皮腫」がもっとも多く1,460例（良性腫瘍の28.3%），次いで「角化嚢胞性歯原性腫瘍」（歯原性角化嚢胞）1,258例（24.4%），「歯牙腫」1,079例（20.9%）の順で，他はいずれも10%未満であった．悪性腫瘍では，「原発性骨内扁平上皮癌」が26例（悪性腫瘍の61.9%），「エナメル上皮癌」11例（26.2%）と，この2疾患で悪性腫瘍の85%以上を占めていた．また，病理学的確定診断が得られなかった症例は「歯原性良性腫瘍」で28例（良性腫瘍の0.5%），「歯原性悪性腫瘍」1例（悪性腫瘍の2.4%）であった[3]．

**表1b** 歯原性嚢胞の分類．＊歯原性ならびに顎顔面骨腫瘍のWHO分類（2017）より抜粋．

赤字：分類または名称が変更されたもの
青字：追加された疾患

## 性別・年齢別頻度

性別では，男性2,582例，女性2,649例（合計5,231例，再発症例38例を含む）と若干女性に多く認められた．

年齢別頻度は，**10歳代が最大で1,146例（21.9%）**，20歳代までで2,150例（41.0%）を占めていた．悪性腫瘍では50歳代以降の高年齢層に多く出現する傾向がみられた[3]．

## 発生部位別頻度

重複症例を含めた5,313例の部位を分析すると，正中となる前歯部が1,193例で，左右に変位して発生したものは，左側が2,085例，右側が2,035例で，ほとんど**左右差はみられなかった**．上下別では，全体で上顎1,313例（24.7%），下顎4,000例（75.3%）と下顎に多くみられ，良性・悪性ともに同様の傾向であった．**原発部位は下顎臼歯部を中心として発生する病変が多かった**．

発生頻度が高いエナメル上皮腫に限ってみると，発生部位は上顎7.3%，**下顎92.7%と圧倒的に下顎に多く認められた**．上顎の内訳は小臼歯部42.9%ともっとも多く，次いで前歯部35.7%，大臼歯部21.4%の順であった．下顎では大臼歯部に発生したものが46.0%ともっとも多く，次いで下顎枝部21.6%，前歯部11.9%，小臼歯部10.8%の順であった[3]．

## 歯原性腫瘍・嚢胞の各論

　若年者に比較的多く，一般歯科ならびに小児歯科診療において，発見する機会が比較的多いと思われる，代表的な顎骨内に発生する歯原性腫瘍・嚢胞について概説する．

# エナメル上皮腫

　エナメル上皮腫は，顎骨内に発生する代表的な歯原性腫瘍で，本邦では全歯原性腫瘍のなかでもっとも発生頻度が高い．腫瘍実質は歯胚の上皮成分であり，エナメル器に類似した構造をもつ腫瘍で，歯提，エナメル器，およびこれらの遺残などから発生する．良性腫瘍であるが，局所浸潤性を有し，再発傾向が強く，極めて稀ではあるが，悪性転化し，遠隔転移を来すこともある[1, 4, 5]．

## 好発部位，好発年齢

　好発部位は，80〜90％が下顎骨に発生し，とくに大臼歯部から下顎枝部に多い．上顎骨に発生するのは10〜20％程度で，前歯部・小臼歯部に多い．好発年齢は，若年者に多く，10〜20代とする報告と，20〜30代または30〜40代の二峰性を示すとする報告がある[4]．

## 臨床所見

　エナメル上皮腫の特徴的な所見は**無痛性の顎骨の膨隆**である．発生初期には自覚症状がないまま経過することが多く，歯科治療の際に撮影されたエックス線写真上で偶然発見されることも多い．自覚症状や他覚的な病的所見は，ある程度病変が進展するまではほとんど観察されない．進展例では，顎骨の膨隆による顔貌の非対称が観察される．口腔内所見としては，歯槽部の膨隆，歯の移動などが認められるが，病変を被覆する口腔粘膜には明らかな変化を認めないことが多い．また，腫瘍が顎骨や歯肉を越えて進展した場合や，感染を来たした場合には，瘻孔形成，排膿，潰瘍形成を認める場合がある．このような腫瘍の進展や感染などの二次的な原因により，疼痛，腫脹，知覚鈍麻，歯の動揺，出血などの臨床症状をともなう場合もある．触診では，皮質骨の菲薄化による羊皮紙様感や嚢胞様の場合で骨外に進展した際には，波動の触知などが認められる．画像所見としては，単房性あるいは多房性の境界明瞭なエックス線透過像を示す（**図2**）．透過像の内部や周辺部に埋伏歯をともなうことが多い．埋伏歯は下顎智歯であることが多い．腫瘍に隣接する歯の歯根はナイフカット状に吸収されることが多い．

## 病理組織学的所見

　エナメル上皮腫は，WHO分類（2005年）では，病理組織学的に，①充実型／多嚢胞型，②類腺型，③単嚢胞型，④骨外型／周辺型に分類されていた．WHO新分類（2017年）では，③単嚢胞型，④骨外型／周辺型，転移性エナメル上皮腫が亜型として記載され，①充実型／多嚢胞型，②類腺型は通常のエナメル上皮腫と位置づけられ，小分類から削除された．WHO分類（2005年）における4つの型は，腫瘍の臨床的動態と関連する[5]．

### ①充実型／多嚢胞型

　組織形態により**濾胞型**と**叢状型**の2つに大きく分けられる．

　「濾胞型」は，エナメル上皮腫のなかでもっとも多い型である．腫瘍実質が大小の濾胞を形成する．濾胞周辺細胞は，エノメル芽細胞に類似した円柱・高円柱細胞から成る．中心部はエナメル髄に類似した星状細胞から成る．中央には嚢胞化（実質嚢胞）や扁平上皮化生がみられる．

　「叢状型」は，腫瘍細胞が不規則な多数の細長い索状になってお互いに連なり，その間にある結合組織（間質）を取り囲む．間質はわずかで，変性により間質嚢胞を認める．好発部位は下顎大臼歯部である．再発率は20％程度とみられる[6]．

### ②類腺型

　類腺型は，細胞成分に乏しく，間質が著しいコラーゲン線維の増生から成り，充実型／多嚢胞型でみられる典型的な組織像と異なるものである．エナメル上皮腫報

歯と歯質の
異常・病変

歯列と咬み合わせの
異常・病変

エックス線写真でみえる
異常・病変

歯の外傷・口の外傷

顎関節と顎骨の
異常・病変

学校での歯科健康診断時の
注意事項

**5** 歯原性腫瘍・歯原性嚢胞

## エナメル上皮腫

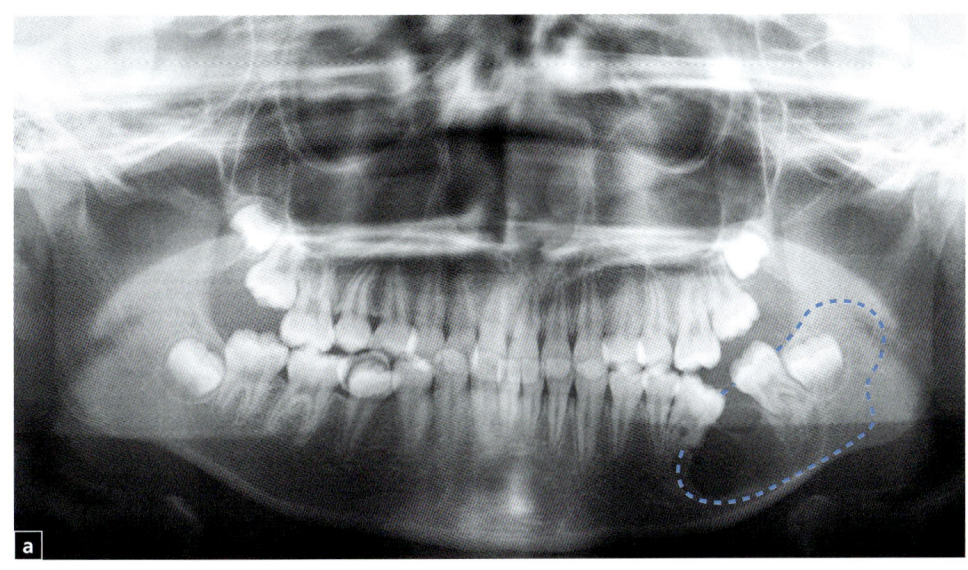

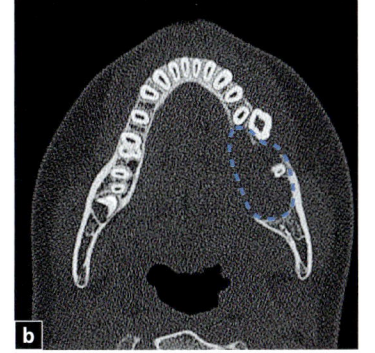
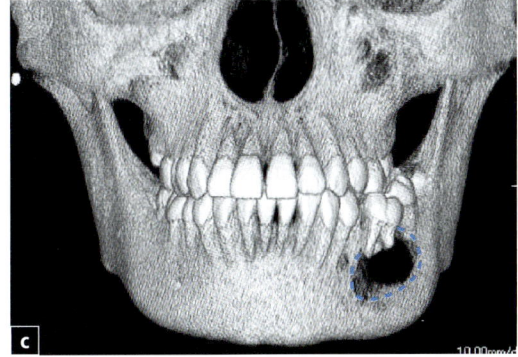
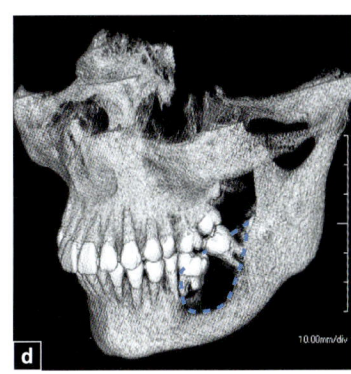

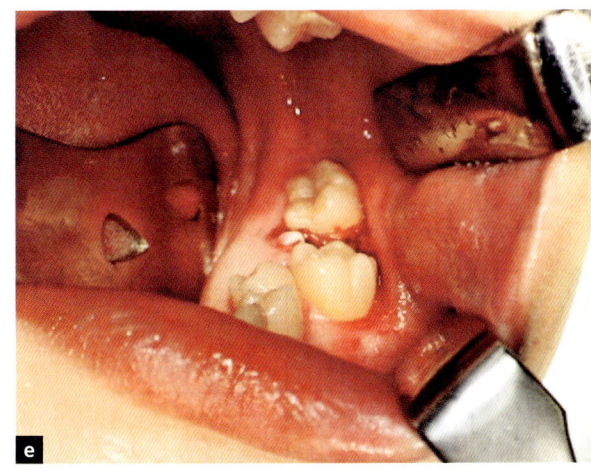
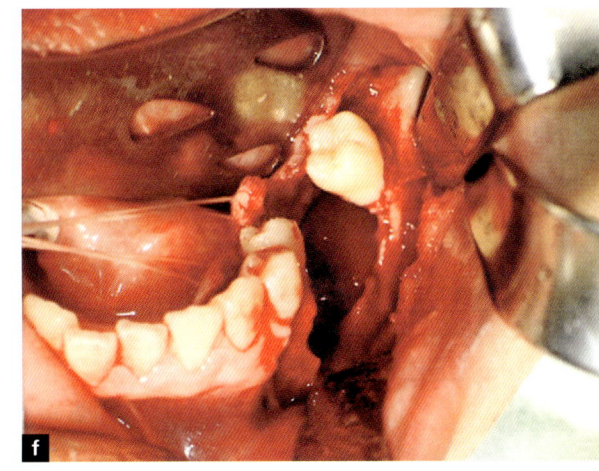

**図2a〜f** 左側下顎大臼歯部から下顎枝部に発生した**エナメル上皮腫**（15歳，女子）.
a：パノラマエックス線写真.
b〜d：CT画像. 多房性のエックス線透過像を認め，6̄の歯根はナイフカット状の吸収を認める.
e, f：摘出・掻爬術術中写真. 歯肉粘膜骨膜を剥離すると顎骨の膨隆がみられた. 皮質骨を除去し，腫瘍を摘出した後の顎骨の状態を示す.

告例の4〜13％を占める．上下顎の発生率には差がなく，前歯部〜小臼歯部に多い．報告例が少ないことから，再発率の有意な評価は難しいが，①充実型／多嚢胞型に近い再発率であると推定されている[6]．

### ③単嚢胞型

大きな1つの嚢胞を形成して，その嚢胞壁の一部に叢状型のエナメル上皮腫がみられるものをいう．エナメル上皮腫の報告例の6％を占める．10歳代に発症した症例が半数を占める．また，臨床的に半数以上は，含歯性嚢胞と診断され，術後に病理組織検査でエナメル上皮腫と確定診断されている．好発部位は下顎智歯部である．報告例が少なく，含歯性嚢胞との診断下に摘出のみがなされ，通常のエナメル上皮腫と手術術式が異なることがあり，再発率の有意な評価は難しいが，通常のエナメル上皮腫より低いとみられている[6]．

### ④骨外型／周辺型

稀に歯肉にエナメル上皮腫が発生することがある．肉眼的にはエプーリス状の腫瘤として現れることが多い．組織起源としては口腔粘膜上皮，歯堤の遺残などが考えられている．好発部位は下顎小臼歯部である．局所浸潤性に乏しく，再発は10％で，通常のエナメル上皮腫より少ないとされる[6]．

## 歯原性角化嚢胞
## （旧：角化嚢胞性歯原性腫瘍）

WHO分類（2005年）では，それまで「歯原性角化嚢胞」の名称で歯原性発育性嚢胞として分類されていたものが「角化嚢胞性歯原性腫瘍」の名称で，腫瘍として取り扱うことになった．これは，上皮細胞の増殖活性が高いこと，局所への浸潤性を有すること，娘嚢胞の存在により再発率が高いこと，癌抑制遺伝子であるPTCH遺伝子の変異によって，いくつかの癌遺伝子の活性化がみられることなどの理由による．しかしながら，依然として腫瘍に分類すべきなのか，嚢胞なのかについては，現在なお議論のあるところである．WHO新分類（2017年）では「歯原性角化嚢胞」の名称に戻されて，嚢胞に分類された状態で，現在に至っている．

### 好発部位，好発年齢

好発部位は，75％が下顎骨に発生し，下顎大臼歯部から下顎枝部に多い．上顎骨では智歯，犬歯部に多い．好発年齢は，10〜30代に多い[4]．

### 臨床所見

顎骨中心性に発生し，自覚症状がないままに増大する．比較的広範囲の病変でも，顎骨の膨隆は少なく，オトガイ神経の知覚鈍麻も認めていないことが多い．主訴は，歯科治療時のエックス線写真で偶然発見されることが多く，その他は，二次感染による疼痛や腫脹である．嚢胞の内容物はオカラ状，白色粥状の角化物である．多発する場合には，常染色体優性遺伝疾患である基底細胞母斑症候群（Gorlin症候群，母斑基底細胞癌症候群）の部分症であることが多い．画像所見としては，単房性あるいは，多房性の境界明瞭なエックス線透過像を示す（**図3**）．頬舌的な膨隆はエナメル上皮腫に比べて少ないとされている．これは，本病変が，骨髄内を近遠心的に発育するためであると考えられている．隣接する歯の歯根の著明な吸収や歯の移動は少なく，エナメル上皮腫との鑑別の一助となる．

### 病理組織学的所見

歯原性角化嚢胞は薄い錯角化重層扁平上皮で裏装された嚢胞であり，嚢胞腔には鱗片状に剥離した角質変性物がみられる．嚢胞壁内に娘嚢胞や小上皮塊が存在することも多い[6]．

## 含歯性嚢胞

含歯性嚢胞は，未萌出歯または埋伏歯の歯冠を含む**発育性**の嚢胞で，以前は「濾胞性歯嚢胞」とよばれていた．この嚢胞は歯冠形成終了後のエナメル器の退縮エナメル上皮に由来し，退縮エナメル上皮層の間隙に組織液の貯留が生じ，徐々に拡大発育すると考えられている．顎骨内に発生する嚢胞の20％程度を占めるとされ，その発生頻度は比較的高い[1, 6]．

歯と歯質の
異常・病変

歯列と咬み合わせの
異常・病変

エックス線写真でみえる
異常・病変

歯の外傷・口の外傷

顎関節と顎骨の
異常・病変

学校での歯科健康診断時の
注意事項

**5** 歯原性腫瘍・歯原性嚢胞

## 歯原性角化嚢胞

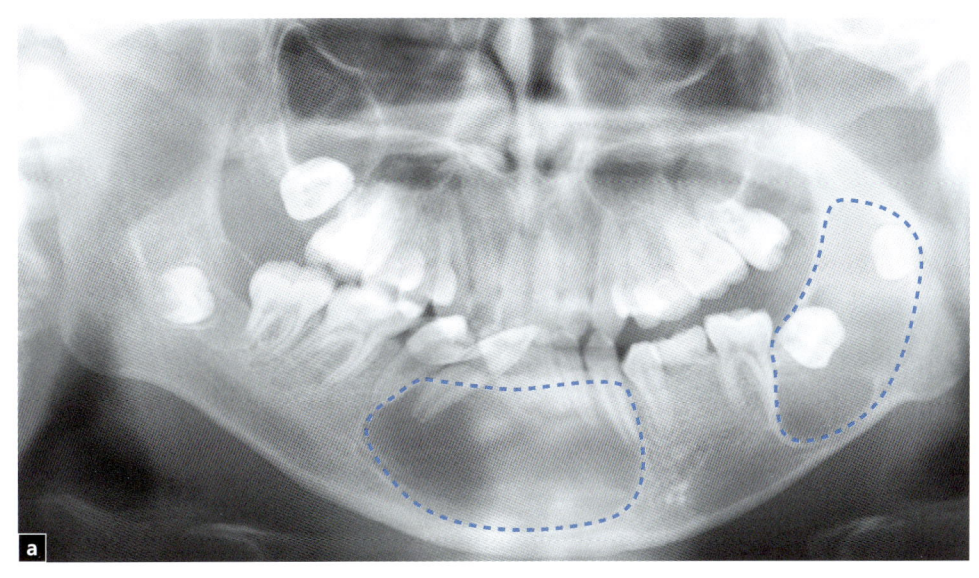

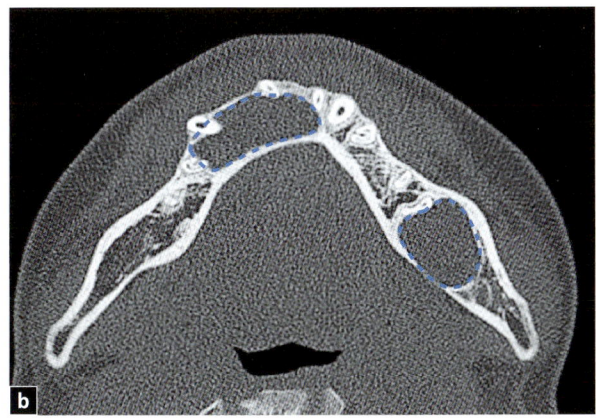

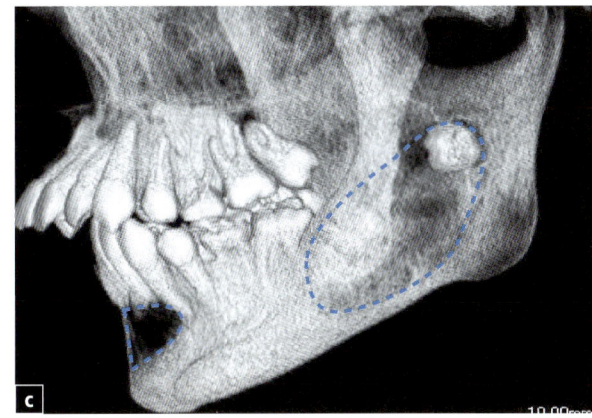

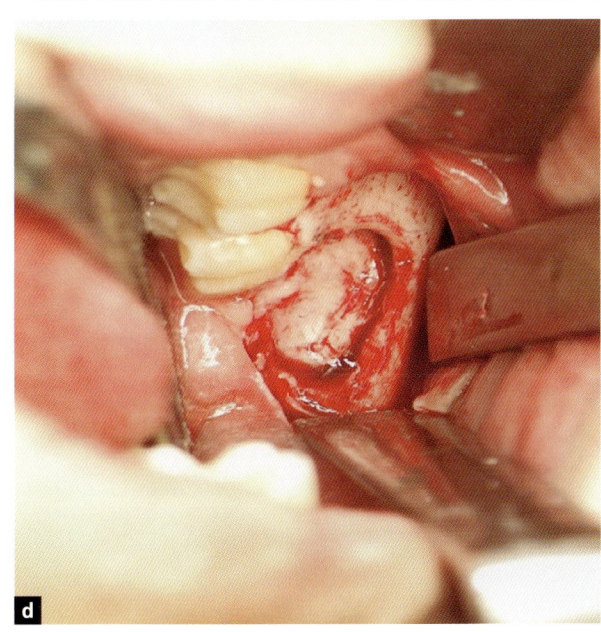

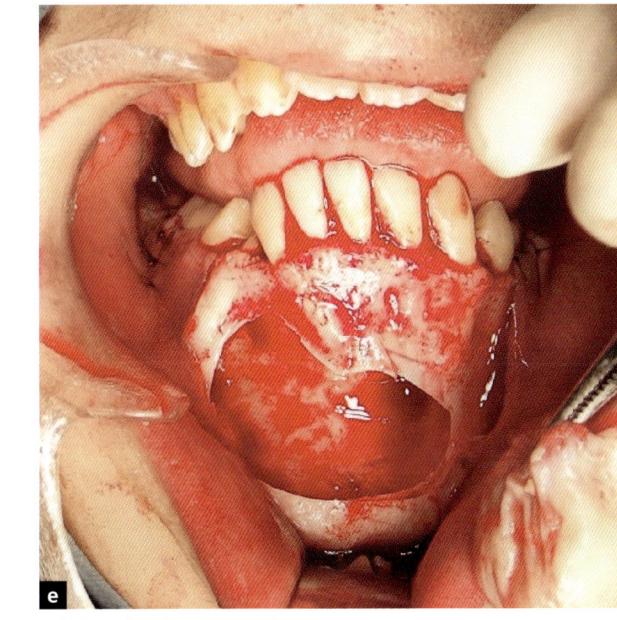

**図3a〜e** 下顎前歯部および左側下顎大臼歯部から下顎枝部に発生した**歯原性角化嚢胞**（15歳，男子）.
a：パノラマエックス線写真.
b，c：CT画像.多発性のエックス線透過像を認める.
d：摘出・掻爬術術中写真.下顎左側臼歯部の皮質骨を除去し，病変を明示.
e：同様に下顎前歯部の病変の明示.

## 好発部位，好発年齢

好発部位は，下顎智歯部と上顎犬歯部に多い．好発年齢は，歯の交換期の10歳代前半から20歳代であるが，自覚症状に乏しいため，高齢者にも散見される[4].

## 臨床所見

一般的に無自覚症状で経過し，萌出遅延歯や歯の欠損部のエックス線検査によって埋伏歯とともに発見されることが多い．病変の増大にともない，顎骨の無痛性膨隆や腫脹，隣在歯の移動による咬合異常などを呈することがある．骨吸収が進行すると羊皮紙様感を触れる．下顎に発生し，下顎管を圧迫するような症例においても，下歯槽神経・血管束に対する侵襲はないため，一般的に**オトガイ神経の知覚鈍麻は認めない**．嚢胞の内容液は淡黄色透明で，角化物を含まない．含歯性嚢胞が感染を合併した場合には，自発痛が発現する．画像所見としては，未萌出歯または埋伏歯の歯冠を取り囲む境界明瞭な**単房性**のエックス線透過像を示す（**図4**）．埋伏歯の歯冠と嚢胞との相対的位置関係には多様性があり，歯冠を全周性に取り囲むものを**中心型**，側方に嚢胞構造がみられる**側方型**，歯全体を取り囲むような**周囲型**に分類される．拡大した含歯性嚢胞では，皮質骨の菲薄化をともなう顎骨の膨隆が認められる．増大にともなって隣接歯の歯根吸収を来たすことがある．エナメル上皮腫および歯原性角化嚢胞との鑑別が必要である．

## 病理組織学的所見

歯冠を含んだ嚢胞内腔は，退縮エナメル上皮に由来する数層の重層扁平上皮によって被覆されている．通常，上皮に角化は見られないが，角化性の上皮が被覆することもあり，歯原性角化嚢胞に類似する．感染を来たして，炎症性変化が認められるものでは，歯根嚢胞様に変化する．きわめて稀ではあるが，含歯性嚢胞内腔の上皮から扁平上皮癌が二次的に発生することもあるため，生検または摘出物の病理組織検査は重要である[6].

# 歯根嚢胞

失活歯の慢性根尖性歯周組織炎の経過中に根尖部に形成された炎症性嚢胞で，顎骨内に発生する嚢胞の中でもっとも発生頻度が高い．発生機序としては，歯根肉芽腫内に増生したマラッセ上皮遺残由来の上皮細胞塊が，中心性に変性融解を起こし空洞を形成するという説と，嚢胞化した肉芽腫の壁内面に上皮が増生・被覆して形成されるという説がある．歯根嚢胞は失活歯（無髄歯）に生じ，生活歯（有髄歯）には生じない．う蝕や歯質の欠損が長期間放置された場合，歯の外傷，歯の破折（中心結節の破折など），不適切な歯冠修復物，根管治療や根管充填の不良などによる結果，生じることが多い．

## 好発部位，好発年齢

好発部位は，下顎よりも上顎に多く発生する．上顎では犬歯を含めた前歯部に多い．下顎における好発部位は大臼歯部で，上顎とは分布が異なる．10歳以下の小児での発現はわずかで，10歳代から増加傾向をとり，30〜40歳代で最多となる[4].

## 臨床所見

嚢胞の発育増大はきわめて緩徐であり，細菌感染が顕著でない場合は，原因歯の根尖部に多少の異和感がある以外は，自覚症状がほとんど認められない．進行した場合は顎骨に膨隆が生じる．増大にともなって，皮質骨が菲薄化すると，触診で羊皮紙様感を認める．嚢胞の内容液は，帯黄色透明の粘稠性な液体でコレステリン結晶を含んでいる．画像所見としては，原因歯の根尖歯根膜腔と連続した円形あるいは類円形の境界明瞭なエックス線透過像を示す（**図5**）．その外側には生体の防御反応として形成された緻密骨がエックス線不透過像として観察され，原因歯の歯槽硬線に連続している．大きさは直径15 mm 以下で，5 mm 程度のものが大多数であるが，鶏卵大以上の大きさになることもあり，他の顎骨内に発生する歯原性腫瘍・嚢胞と鑑別を要することもある．

歯と歯質の異常・病変

歯列と咬み合わせの異常・病変

エックス線写真でみえる異常・病変

歯の外傷・口の外傷

顎関節と顎骨の異常・病変

学校での歯科健康診断時の注意事項

5 歯原性腫瘍・歯原性囊胞

## 含歯性囊胞

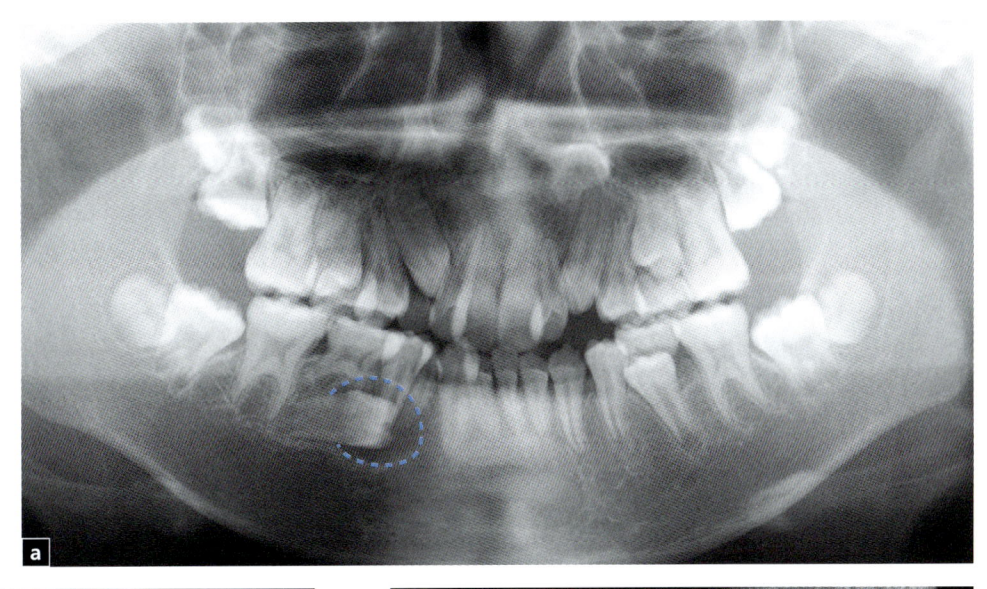

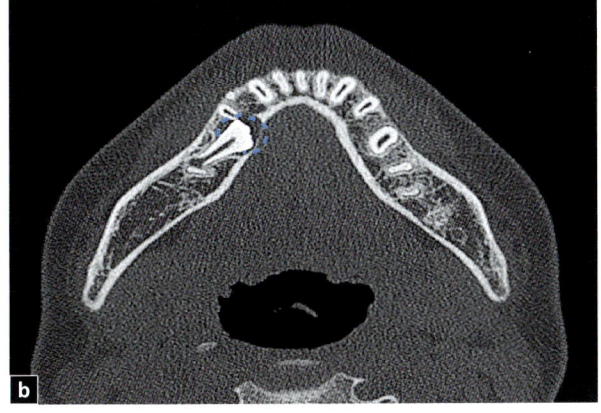

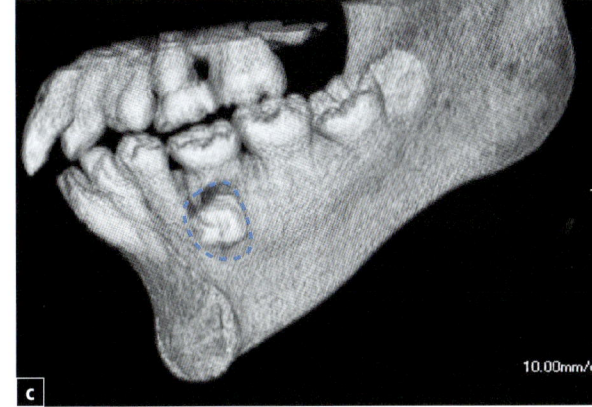

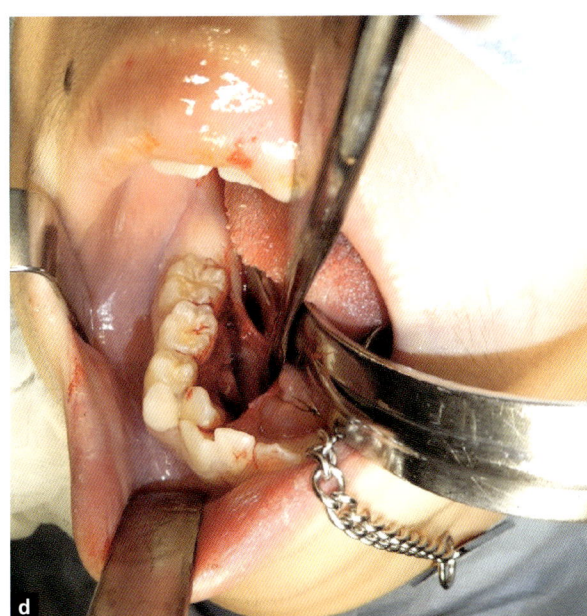

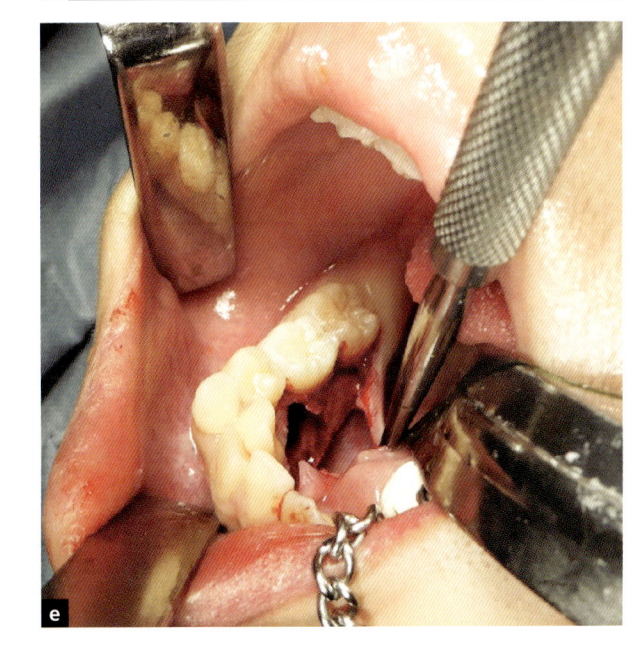

**図4a〜e** 5̄部に発生した**含歯性囊胞**（13歳，男子）．
**a**：パノラマエックス線写真．埋伏歯の歯冠を含む境界明瞭なエックス線透過像を認める．
**b，c**：CT 画像．埋伏歯の歯冠が舌側に存在し，頰側には隣在する永久歯の歯根があるため，頰側から摘出ができない．通常は，舌神経の損傷や組織隙を開放する危険があるため，舌側からの摘出は行われない．本症例は，術前に CT を撮影していなければ，頰側から通法にしたがって摘出術が試みられ，永久歯の歯根を損傷していた可能性がある．
**d，e**：囊胞摘出術術中写真．全身麻酔下に舌側の粘膜骨膜弁を剝離し，皮質骨を除去し，囊胞の摘出および埋伏歯の抜歯を施行した．

## 歯根嚢胞

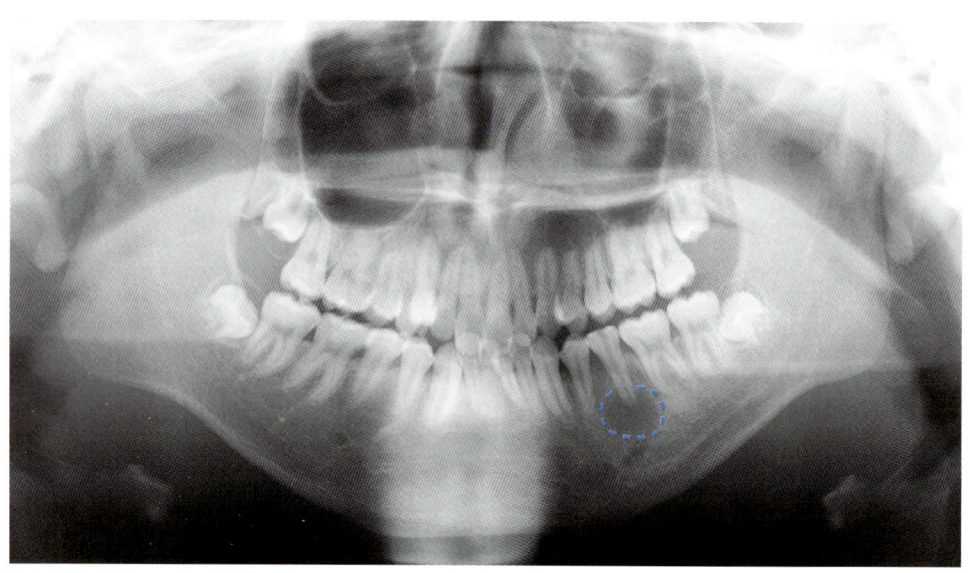

**図5** 7̄5部に発生した**歯根嚢胞**（15歳，男子）のパノラマエックス線写真．7̄5の中心結節が破折したことで失活歯となり，歯根嚢胞が形成された．根管治療および根管充填後，嚢胞摘出術，歯根端切除術を行い，歯は保存することが可能であった．

### 病理組織学的所見

　嚢胞壁は組織学的に3層からなり，内側から重層扁平上皮，肉芽組織，被膜を形成する線維性結合組織で構成されているものが多く，さまざまな炎症性細胞浸潤がある[6]．

# 歯原性腫瘍・嚢胞の診断と対応

### 何をみる？
## GP・小児歯科の鑑別診断

　顎骨に発生する歯原性腫瘍・嚢胞は，臨床的にある程度病変が進展するまでは自覚症状がないまま経過することが多く，感染を来たして，炎症性腫脹や疼痛が発現しない限りは，患児本人が病変の存在に気づくことはほとんどない．病変の発育は比較的緩慢であるが，経過が長期にわたると病変が増大し，顎骨の形態および機能が損なわれるばかりでなく，永久歯の歯胚へ影響が及んで，永久歯の萌出遅延から，歯列不正を引き起こし，咬合異常を来たすなど，口腔機能全体の成長発育に悪影響を与える．そのため，可及的に早期に顎骨内の病変を発見し，正常な咬合発育へと導く必要がある．

　早期発見のためには，定期歯科受診の際のパノラマエックス線写真撮影や，保護者による萌出遅延などについての口腔内の観察が重要と考えられ，とくにGP・小児歯科の果たす役割は大きい．萌出遅延や歯列不正，口腔顎顔面の非対称や変形を有する小児にはもちろんのこと，自他覚症状がない小児においても定期的にエックス線検査を行うことが推奨される[7]．パノラマエックス線写真においては，乳歯の数，永久歯歯胚の数・位置状態，永久歯への交換状態などを観察するとともに，顎骨内に透過性病変や不透過性病変があるか否か，顎骨全体を精査する習慣が重要であると考える．

**5** 歯原性腫瘍・歯原性嚢胞

歯と歯質の
異常・病変

歯列と咬み合わせの
異常・病変

エックス線写真でみえる
異常・病変

歯の外傷・口の外傷

顎関節と顎骨の
異常・病変

学校での歯科健康診断時の
注意事項

## 何をする?
# GP・小児歯科の対応

エックス線写真上で顎骨内に透過性病変あるいは不透過性病変を疑った場合は，患児および保護者にその旨を説明する．**安易に経過観察とするよりも，精査を勧めるべきである**．歯原性腫瘍・嚢胞は，成因や種類が多岐にわたり，再発を来たしやすいものや，悪性化の報告もある．画像所見のみからでは，経過観察でよいのか，病変の摘出・切除が必要なのか，その後の骨移植が必要か，病変に関連する歯は保存できるのかなど，治療方針が立案できない．適宜，生検を行い，病理組織学的な診断が重要である．**GP・小児歯科では対応が難しく，必要に応じて歯科口腔外科などに照会し，口腔外科専門医と連携をとる**．

# 口腔外科の対応

GP・小児歯科からは，パノラマエックス線写真上における顎骨内の透過性あるいは不透過性病変の精査・加療依頼で口腔外科に紹介され，初診となることが多い．口腔外科では，まず CT および MRI 検査を行い，病変の性状，病変と歯および顎顔面の解剖学的に重要な構造物との位置関係などを三次元的に精査する．

具体的には，下顎に発生したものについては，**下顎管，オトガイ孔**との位置関係や，顎骨の頬舌的な膨隆の程度，皮質骨の吸収状態，歯根の吸収状態，埋伏歯の状態などを精査し，どの部分からどのように確定診断のための組織採取を行うか検討する．

上顎においては，前歯部では病変と**鼻腔底**，臼歯部では病変と**上顎洞**との位置関係を精査する．

生検は局所麻酔下あるいは全身麻酔下に行う．全身麻酔の選択は，年齢，治療への協力度，病変の大きさや発生部位，病変と解剖学的に重要な構造物との位置関係，既往歴などを考慮して決定する．生検は，保存不可能な歯を抜歯し，抜歯窩から組織採取する方法や，歯は保存し，頬側歯肉に切開を加え，歯肉粘膜を骨膜下で剥離し，頬

側の皮質骨を一部除去し，組織採取する方法などが選択される．**生検後，病理組織検査が行われ，確定診断を得て，病変の特徴，性格を踏まえて治療方針が立案される**．

## 治療

歯原性腫瘍・嚢胞の治療法は，**顎骨保存外科療法**と**顎骨切除**とに大別される[8]．

### ①顎骨保存外科療法

「顎骨保存外科療法」は，顎骨の連続性を保ち，形態や機能を温存して腫瘍の根治を目指す治療法である．開窓，摘出，摘出・掻爬などの術式があるが，再発が問題となる．

「開窓」とは，腫瘍の一部を被覆する口腔粘膜や歯槽骨とともに切除し，腫瘍腔を口腔内に開放する．減圧を計り，腫瘍の縮小を期待する方法で，最終的には摘出・掻爬や辺縁切除などの2次手術が必要となる．

「摘出」（単純摘出）は腫瘍の摘出のみを行い，摘出後に周囲骨に対する処置を行わない．開放創にする場合もある．

「摘出・掻爬」の場合は，腫瘍を摘出後，周囲骨を鋭匙やバーなどで一層削除する．開放創にする場合もある．

### ②顎骨切除

「顎骨切除」は，一般的に根治術といわれており，再発率が低く，根治性が高いのが特徴であるが，形態や機能，審美的問題，神経麻痺，再建，発育期の患者への適応などに問題がある[8]．

顎骨切除は，下顎では辺縁切除，区域切除，半側切除などに分かれ，上顎では部分切除，上顎骨全摘出（全切除）などが該当する[9]．

小児の場合は，顎骨が成長発育途上であるため，顎顔面の成長発育を考慮して，「顎骨切除」を第一選択とはせず，摘出・開放創として長期的に経過観察を行うなど，保存的な治療法が選択されることが多い．

## 予後

いずれの治療法においても，病変と永久歯の歯胚や永久歯，埋伏歯との関係から，治療後に永久歯の傾斜・転位や歯の欠損を認めることがあり，咬合誘導や矯正治療，

歯冠補綴や欠損補綴などが必要となる場合がある.

　本疾患においては，GP・小児歯科・矯正歯科・口腔外科が密に連携をとって長期的に経過観察を行うことが重要である.

**参考文献**

1. 榎本昭二，道健一，他. 最新口腔外科学. 第5版. 東京：医歯薬出版，2017：272-371.

2. 柳澤孝彰，山本茂久，他. 歯の発生・組織・病変. 第1版. 東京：医歯薬出版，2006：3-32.

3. 日本口腔腫瘍学会学術委員会「歯原性腫瘍治療のガイドライン」ワーキング・グループ編. 2005年新 WHO 国際分類による歯原性腫瘍の発生状況に関する疫学的研究. 口腔腫瘍 2008；20：245-254.

4. 内山健志，大関悟，他. サクシンクト口腔外科学. 第3版. 東京：学建書院，2011：184-223.

5. 日本口腔腫瘍学会学術委員会「歯原性腫瘍治療のガイドライン」ワーキング・グループ編. 科学的根拠に基づくエナメル上皮腫のガイドライン，2015年度版. 東京：学術社，2015：6-55.

6. 賀来亨，槻木恵一，他. スタンダード口腔病態病理学. 第2版. 東京：学建書院，2013：157-182.

7. 大木秀郎. ［小児科医のための子どもの歯科］口腔にみられる囊胞・良性腫瘍. 小児内科 2011；43：1355-1360.

8. 森田章介. エナメル上皮腫の治療. 口腔腫瘍 2016；28：270-277.

9. 柴原孝彦. 歯原性腫瘍. 耳鼻咽喉科展望 2007；50：43-54.

6 非歯原性の骨内病変——線維性異形成症

歯と歯質の異常・病変

歯列と咬み合わせの異常・病変

エックス線写真でみえる異常・病変

歯の外傷・口の外傷

顎関節と顎骨の異常・病変

学校での歯科健康診断時の注意事項

# 6 非歯原性の骨内病変——線維性異形成症

奥　結香，坂下英明(明海大学歯学部病態診断治療学講座口腔顎顔面外科学第2分野)

　非歯原性の骨内病変は，各種の良性腫瘍や骨病変が生じるが，頻度は少ない．頻度が比較的多いものの代表例として「線維性異形成症」について解説する．

## 原因

　線維性異形成症とは，幼弱な骨梁形成をともなう線維性組織によって，正常骨組織が置換される疾患である(**図1**)．原因は，骨形成間葉組織の発育異常，あるいは骨異栄養症と考えられている．

## 何をみる？
## GP・小児歯科の鑑別診断

　線維性異形成症は，境界不明瞭な顎骨内病変で，シャーベット状の骨組織が特徴である．四肢骨に好発し，顎骨にも生じる．好発年齢は，20歳未満の若年者で，成人になると発育が停止することがある．女性により多く発生する．

　線維性異形成症の初期は無症状であり，エックス線透過像を認めるのみである．増大すると顎骨の無痛性膨隆を認め，辺縁に骨硬化をともなう擦りガラス状エックス

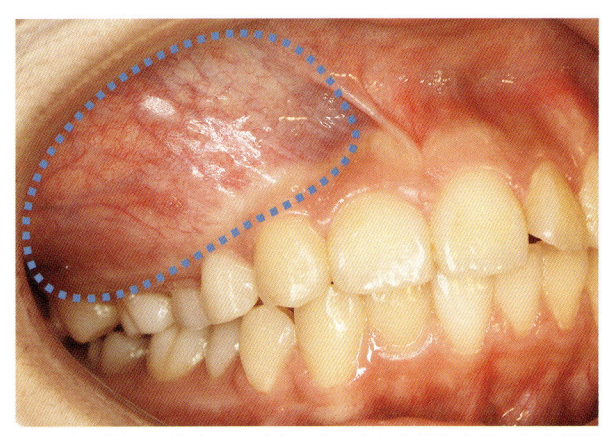

**図1**　線維性異形成症の口腔内写真．上顎右側歯肉部に無痛性膨隆を認める．

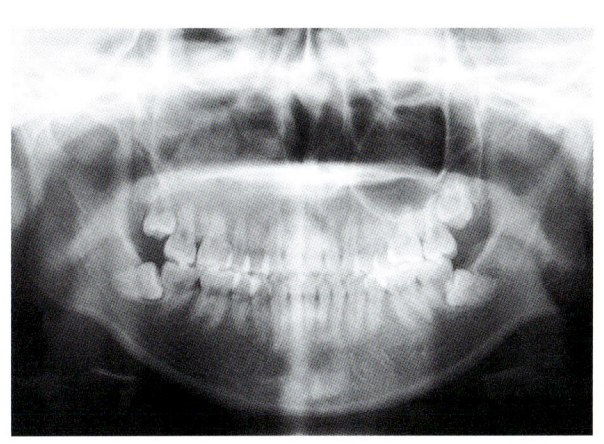

**図2**　パノラマエックス線写真．上顎右側骨から上顎洞にわたり不透過像を認める．

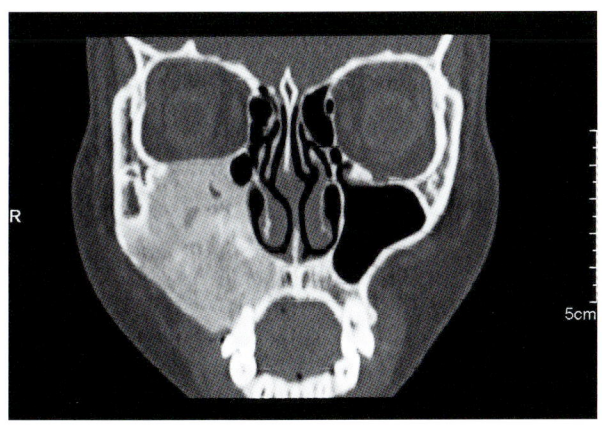

**図3**　CT像(前額断)．上顎右側骨，上顎洞全域，および一部眼窩底にまでおよぶ擦りガラス様不透過像を認める．

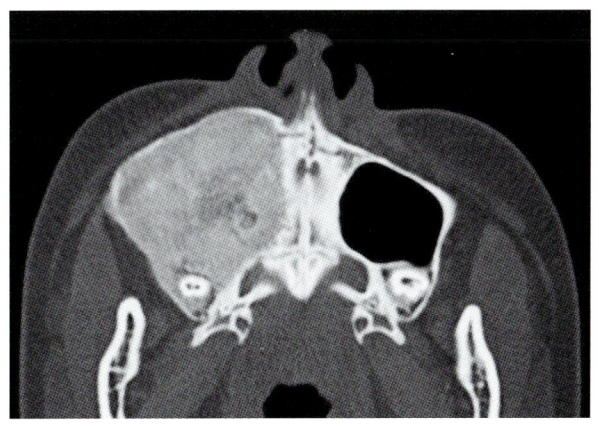

**図4**　CT像(水平断)．右側上顎洞全域に擦りガラス様不透過像を認める．

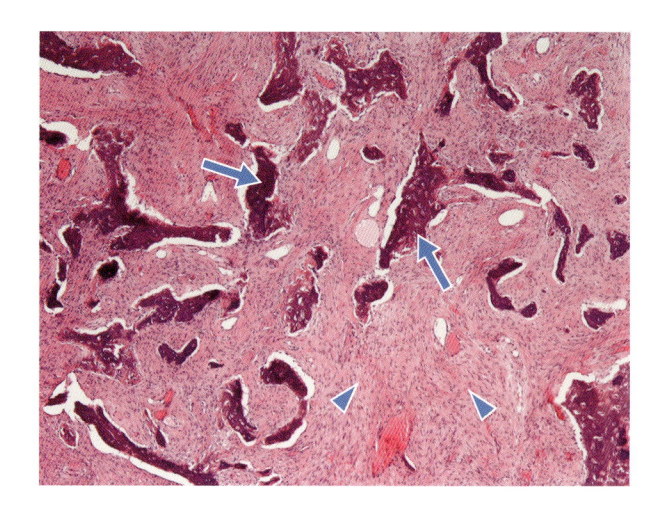

**図5**　病理組織像．幼若な線維骨梁が不規則にみられる（矢印）．また，骨梁間にコラーゲン線維性の線維組織が増生している（矢頭）．

線像を示すようになる（**図2〜4**）．

　線維性異形成症には「単骨症」（1か所にできる）と「多骨症」（2か所以上にできる）がある．多骨症は McCune-Albright 症候群（①多骨性線維性骨異形成症，②皮膚カフェオレ斑，③性的早熟，を主徴とする．骨病変から，顔面や頭蓋の変形や非対称を引き起こすことがある）の一症状である．

　血液検査の所見では，血清 Ca，アルカリフォスファターゼが上昇する．

　病理組織学的所見としては，多数の幼弱な線維骨梁の形成があり，骨梁間には紡錘状核の線維芽細胞と，多量のコラーゲン線維の形成のある線維組織がみられるのが特徴である（**図5**）．

# 口腔外科の対応・テクニック

　治療は，顎骨膨隆部の削除術を行う．

**参考文献**

1. 坂下英明, 草間薫・監修. 迷ったときに見る口腔病変の診断ガイド 増補改訂版. 東京：クインテッセンス出版, 2013.
2. 内山健志, 大関悟・監修, 近藤壽郎, 坂下英明, 片倉朗・編. カラーアトラス　サクシンクト口腔外科学 第4版. 東京：学健書院, 2019.
3. 工藤逸郎・監修, 大木秀郎, 近藤壽郎, 坂下英明, 外木守雄, 三宅正彦・編. 口腔外科学 第5版. 東京：学健書院, 2016.

**7** 顎骨骨折・歯槽骨骨折

歯と歯質の
異常・病変

歯列と咬み合わせの
異常・病変

エックス線写真でみえる
異常・病変

歯の外傷・口の外傷

顎関節と顎骨の
異常・病変

学校での歯科健康診断時の
注意事項

# **7** 顎骨骨折・歯槽骨骨折

重松久夫，坂下英明(明海大学歯学部病態診断治療学講座口腔顎顔面外科学第2分野)
宮田　勝(石川県立中央病院歯科口腔外科)

## 原因

### 骨折の発症頻度と原因

　乳幼児期の外傷の多くは，軟組織の外傷が70%を占め，次いで歯の外傷が14%，骨折は1%前後に過ぎない[1]．とくに，5歳以下での顎骨骨折症例は少なく，**歯槽骨骨折や歯牙脱臼にとどまる**ことが多い(**図1**)．学童期に入って歯の外傷の割合がやや増加するものの，顎骨骨折の割合はあまり増加しない．小児期をいつまでにするかについては議論の余地があるが，その上限を12歳とする報告もある一方で，15歳未満までとする報告も多い[2]．いずれにしても，顎骨骨折のピークは16歳以降とされ[3]，小児期を過ぎた時期である．すなわち，小児の歯槽骨骨折を含む顎骨骨折の頻度は，報告者や施設により差異はあるものの，10歳未満の小児骨折の占める割合は低く，10代半ばから急増し，20前後での受傷割合がもっとも高くなる[4,5]．

　若年者ほど骨折の率が低い要因としては，皮質骨と海綿質骨の境界が不明瞭で骨は弾力に富むこと，顎骨は厚い軟組織で覆われていること，などによるとされ

る[11]．その一方で，16歳以降にピークが来る要因としては，成長にともなって活動性が広がり，幼児期にみられるような単純な転倒から，高所からの転落やスポーツ・サイクリングなど，活動範囲の広がりにともなってリスクファクターが増加することが関係する[1,6,7]．

　なお，前述のごとく5歳以下での顎骨骨折はまれであるが，小児期全般にわたってみると顎骨骨折は下顎骨に多く，上顎骨では少ない[2]．これは，乳幼児の頭蓋では副鼻腔や顔面高の発育が不十分であること，骨縫合線が柔軟性に富んでいること，あるいは乳幼児の頭蓋骨は顔面に比して相対的に大きく，結果として頭部を打つことはあっても，上顎骨が骨折を起こすほどの外力を受けにくいこと，などがその要因とされる[8,9]．

### 何をみる？
## GP・小児歯科の鑑別診断

　診断は成人の場合と同様，Malgaigne の圧痛や骨片呼吸，咬合不全などのさまざまな臨床所見，ならびに画像所見から，骨折の部位，数，骨片変位の有無などを評価し，治療方針の決定を行う．ただし，下記のような小児の特徴にも配慮しなければならない．

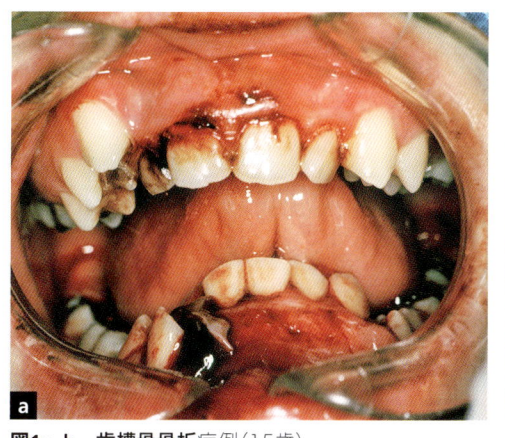
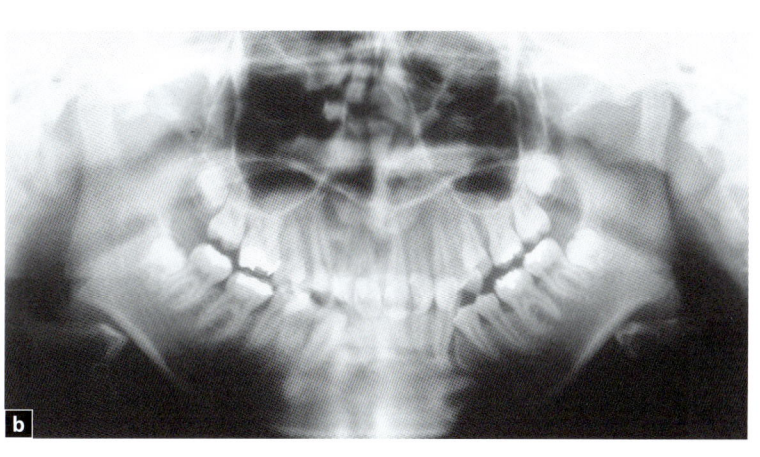
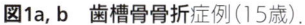

**図1a, b　歯槽骨骨折**症例(15歳)．

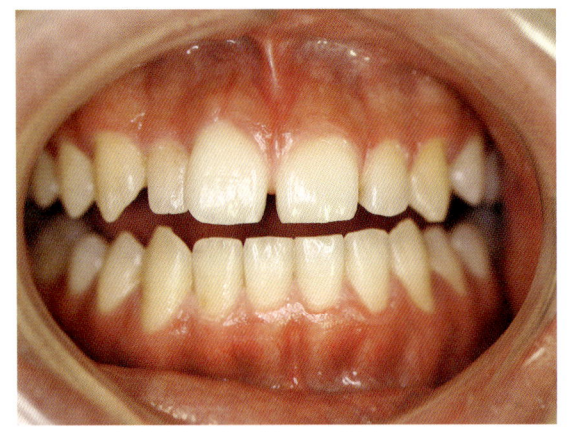

**図2a** 両側**関節突起頸部骨折**による開咬.

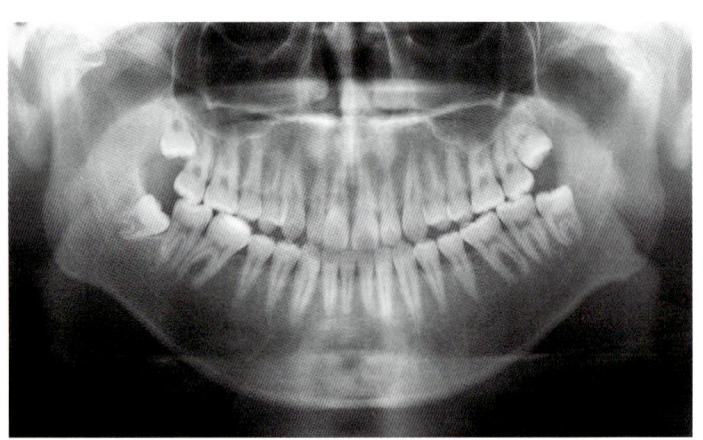

**図2b** パノラマエックス線写真.

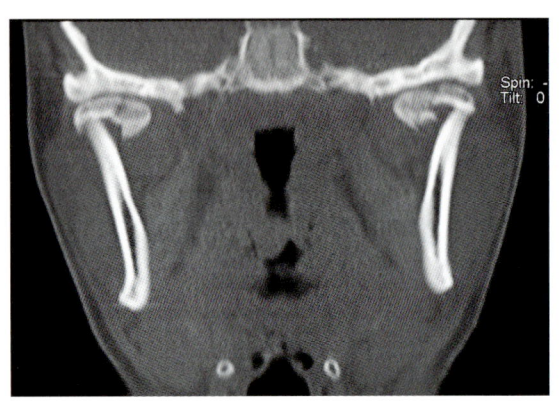

**図2c** CT像では，下顎頭は内側に倒れているが，一部で連続性を保っている.

①下顎体部や下顎角部の骨折は，年齢とともに増加することが知られている．小児期においては応力の集中する**顎関節突起頸部の骨折**を認めることも多く，注意が必要である[10]．とくに，小児の下顎骨頸部骨折では，**greenstick fracture** が特徴としてあげられる[11]．greenstick fracture の診断は，観血的処置の適応決定にあたっても重要となる（**図2a〜c**）.

②小児の場合，未萌出歯や永久歯の歯胚が顎骨内に混在していることも特徴の1つである．**永久歯歯胚の存在**は顎骨骨折の診断を困難にする要因の1つであり，見落とすことのないよう注意が必要である．パノラマエックス線写真撮影は顎関節突起部をはじめとして，顎骨全体を総覧するために有用であるが，多方向からの撮影やCTによる精査が見落としを回避するためには有用である[6, 12]．

③小児は意思の疎通が困難で病態の把握が難しいことも，診断を困難にする要因である[1]．成人患者のように，Malgaignの圧痛を評価しえない場合もある．また，前述のように，幼児期の顎骨骨折はまれであり，明らかな原因が見当たらない場合，あるいは他部位の外傷を繰り返している場合には，幼児虐待がその背後にある可能性も否定できず，顎骨以外の症状の有無にも注意する必要がある[13]．

## 何をする？
# GP・小児歯科の対応

前述のように，幼児・小児期は，歯の外傷をともなう歯槽骨骨折が多い．小児における歯の外傷（脱臼や歯根破折）では，歯根吸収の程度や永久歯歯胚への影響などから，抜歯適応となることが少なくない（**図3**）が，**脱臼のみの場合は，歯槽骨骨折とともに可及的に整復して温存**に努める．

## 陥入

外傷による歯の「陥入」は歯の脱臼に分類されるが，「陥

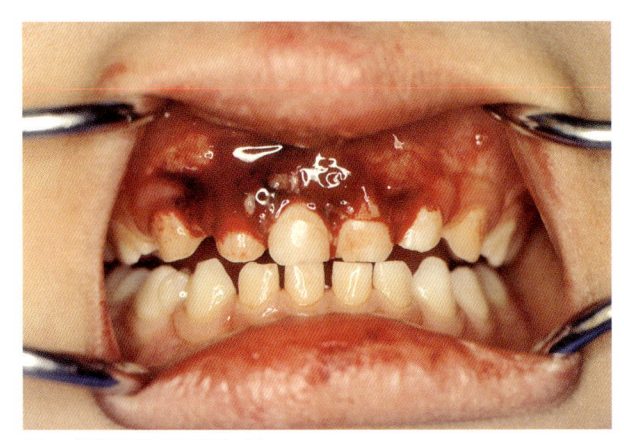

**図3** **歯槽骨骨折**症例（4歳）.

図4a, b　**陥入**症例（7歳）の初診時.
図4c, d　5か月後の所見，生活歯であることを確認.

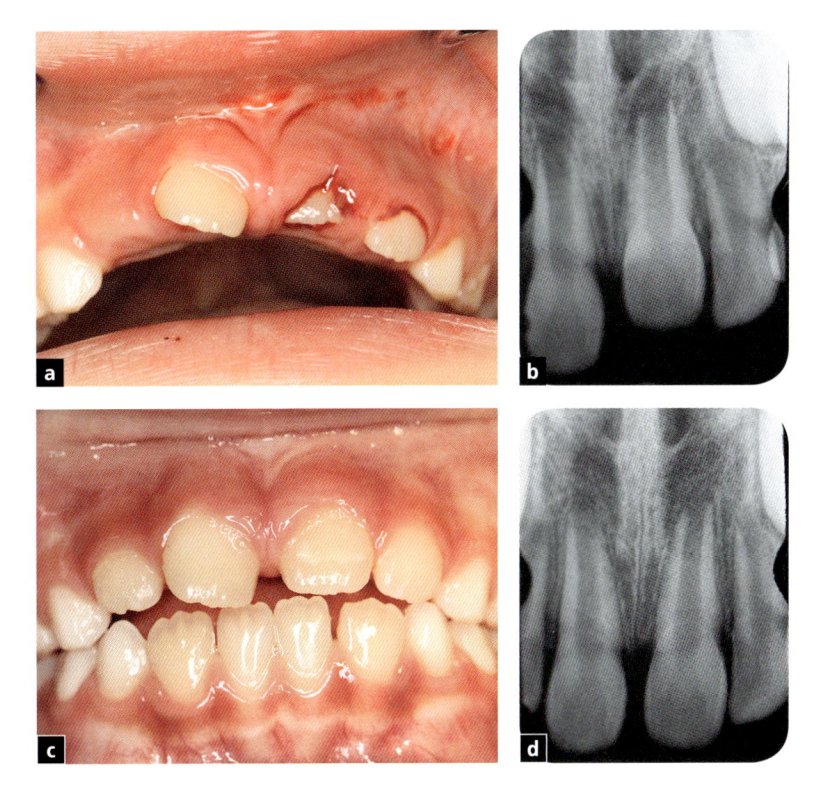

「入」は歯槽窩が圧迫骨折を受けた結果，歯が新たな位置に変位したことを意味する[14]．陥入乳歯については，その程度によらず，洗浄と投薬による経過観察にて，その多くが再萌出する[15]．したがって，永久歯に悪影響がないと判断される場合には，温存が可能である．

しかし，萌出途上の永久歯（歯根未完成歯）の陥入については意見が分かれる．乳歯の場合と同じように，止血のうえ，経過をみることにより，陥入した永久歯が本来の位置まで萌出することもある（**図4**）が，積極的に矯正力をかけるほうがよい，あるいは，即座に整復・固定す

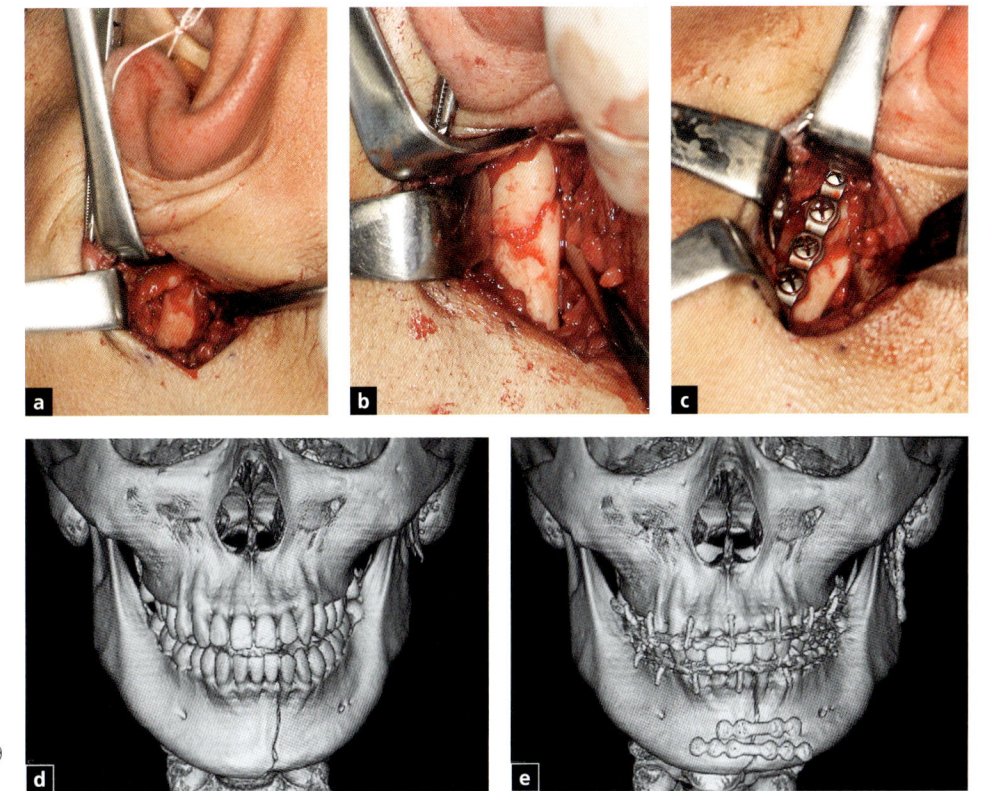

図5a〜e　**下顎骨骨折**症例（19歳）.

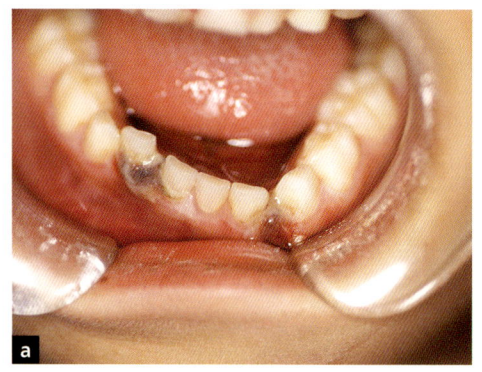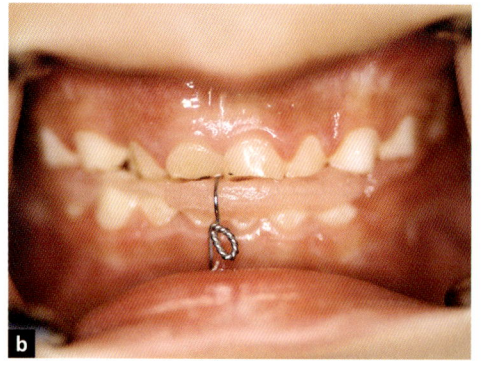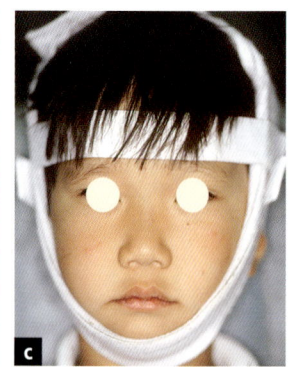

**図6a～c**　小児の**下顎骨骨折**症例.

べきなど，その取扱いについてはさまざまな意見がある[9, 14]．歯牙脱臼の診断と治療についての詳細は，歯の外傷の項（CHAPTER 4）に記述する．

## 顎骨骨折の治療

　一般に顎骨骨折の治療は，整復と顎間固定であり，未成年の場合も本質的には成人の症例と変わりはない[16]（**図5**）．すなわち，上顎における Le Fort の分類[17]，頬骨に対する Knight & North の分類[18]，下顎に対する Thoma & Kazanjian の分類，下顎骨関節突起に対する AO の分類，MacLennan の分類[19]などを参考として，手術適応を決定する．

　しかしながら，小児では乳歯列期にあるのか，混合歯列期にあるのかにより，顎内固定を含む治療の方法と適応が異なる．永久歯歯胚への配慮から，可能な限り，プレートによる顎内固定を回避し，囲繞結紮（**図6**）などでの対応が望ましい．また，顎間固定の期間については，成長発育への配慮が必要であり，小児では骨折部の癒合は成人より早いことも考慮し，2週間以内に止めるべきで[9]，長期間の固定は有害無益である．不必要な骨膜への外科的介入や外傷にともなう顎関節部の癒着は，成長発育の妨げとなり，顎変形症の原因となる[20]．とくに，小児に多い関節突起頸部における greenstick fracture の場合には，観血的処置は必要とされず，FKO 装置の応用など，比較的早期からの顎運動によるリハビリテーションの有用性が古くから指摘されている[2, 9, 11, 19]．

**参考文献**

1. 井桁薫子，西久保周一，他．救急外来における12歳以下の小児外傷患者の臨床的検討．歯科学報 2011；111：295-300.

2. 清田健司．小児顎骨骨折に関する臨床的ならびに X 線学的研究．口病誌 1976；43：479-508.

3. Azevedo AD, Trent RD, Ellis A. Population-based analysis of 10,766 hospitalizations for mandibular fractures in California, 1991 to 1993. J Trauma 1998; 45:1084.

4. 沼田政志，秋本康博，他．当科における過去10年間の顎骨・顎顔面骨骨折の臨床統計的観察．仙台市立病院医誌 1998；18：3-8.

5. 吉岡稔，上村和嘉，他．当科における過去8年間の顎顔面骨骨折の臨床統計的観察．奈医誌 1991；42：165-172.

6. 菊池優子，四井資隆，他．小児の下顎骨骨折．小児歯科学雑誌 1995；33：187-191.

7. Maniglia AJ, Kline SN. Maxillofacial trauma in the pediatric age group. Otolaryngol Clin North Am 1983; 16:717.

8. Schultz RC・著．鬼塚卓弥・監訳．子供の顔面外傷．Facial injuries. 東京：廣川書店，1983：309-322.

9. 西嶋克己．口腔外傷．In：小児口腔外科．東京：デンタルフォーラム，1991：17-31.

10. Thoren H, Iizuka T, Hallikainen D, Lindqvist C. Different patterns of mandibular fractures in children. An analysis of 220 fractures in 157 patients. J Craniomaxillofac Surg 1992; 20: 292-296.

11. 衣川章三，阿部正樹，他．下顎頸部骨折（greenstick fracture）の1治験例．臨床経過を中心に．新潟歯学会誌 1979；9：18-24.

12. 堀之内康文．口腔顎顔面外傷の診断．In：外傷診療ガイドライン第Ⅱ部（改定版）公益社団法人日本口腔外科学会 https://www.jsoms.or.jp/pdf/trauma_2_20150501.pdf

13. 本橋圭子，市川英三郎，他．細菌経験した幼児下顎骨骨折の3例．虐待発見，事故防止指導，私達ができることは　歯科学報 2005；105：421-429.

14. Edward Ellis. 軟組織および歯槽部の損傷．In：里村一人，濱田良樹・監訳．現代口腔外科学．東京：わかば出版，2011：437-458.

15. 平田涼子，海原康孝，他：小児外傷における陥入乳歯の治療評価．広大歯誌 2009；41：44-49.

16. 坂下英明．下顎骨骨折．In：外傷診療ガイドライン第Ⅱ部（改定版）公益社団法人日本口腔外科学会 https://www.jsoms.or.jp/pdf/trauma_2_20150501.pdf, pp15-19

17. 山内健介．上顎骨骨折．In：公益社団法人日本口腔外科学会．外傷診療ガイドライン第Ⅱ部（改定版）：15-19. https://www.jsoms.or.jp/pdf/trauma_2_20150501.pdf

18. Knight JS, North JF. The classification of malar fractures : an analysis of displacement as a guide to treatment. Br J Plast Surg 1961; 13:325-339.

19. 菅野貴浩．下顎骨関節突起骨折．In：外傷診療ガイドライン第Ⅱ部（改定版）公益社団法人日本口腔外科学会：19-29. https://www.jsoms.or.jp/pdf/trauma_2_20150501.pdf

20. 畑毅，万代とし子，他．FKO 型床副子による小児顎関節突起骨折の機能的治療：症例報告と文献的考察．川崎医学会誌 2011；37：133-140.

歯と歯質の異常・病変

歯列と咬み合わせの異常・病変

エックス線写真でみえる異常・病変

歯の外傷・口の外傷

顎関節と顎骨の異常・病変

学校での歯科健康診断時の注意事項

# **8** 難抜歯(正中過剰歯以外)

桑澤隆補(東京女子医科大学八千代医療センター歯科口腔外科)

難抜歯とは,一般に歯の形態や位置により,粘膜骨膜弁の形成,骨の開削,歯根分割などの手技を必要とする抜歯を指す.なお,歯科点数表では「歯根肥大,骨との癒着歯,歯根湾曲などに対して骨の開削又は歯根分離術等を行った場合」とされている.

## 原因

難抜歯になりやすいのは下記のとおりである.
① C₄など歯質崩壊が大きく,残存歯質が薄い場合.
② 歯根の湾曲・肥大などの歯根形態を有する歯.

乳臼歯の歯根が湾曲・開大しており,吸収していない場合には,歯根分割や骨の開削が必要となることがある.
③ 傾斜,転位,埋伏などの位置異常や過剰歯.

埋伏歯の好発部位は,永久歯では上下顎智歯,上顎中切歯,上顎犬歯,上下顎第二大臼歯である.乳歯の埋伏は,永久歯に比べその頻度は低いが,上下顎第二乳臼歯に多くみられる.

### 何をみる?
## GP・小児歯科の鑑別診断

口腔の診査では,歯数,歯の形態,萌出・植立状態,

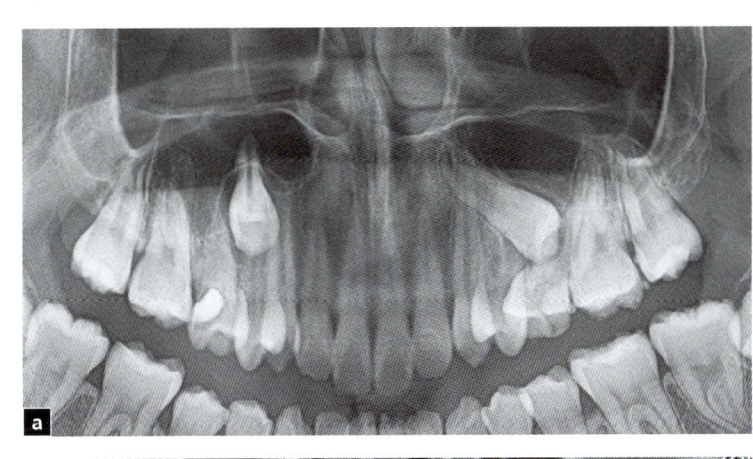

**図1a** 5|5 の**埋伏**と E|E の晩期残存がみられる.

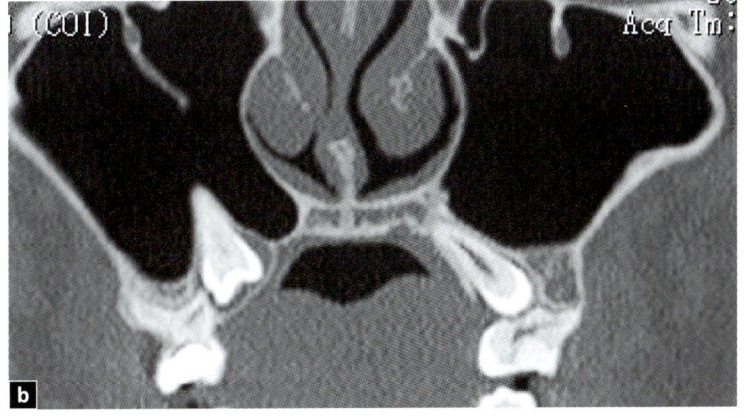

**図1b** CT像では 5|5 と上顎洞,E|E との関係がわかる.

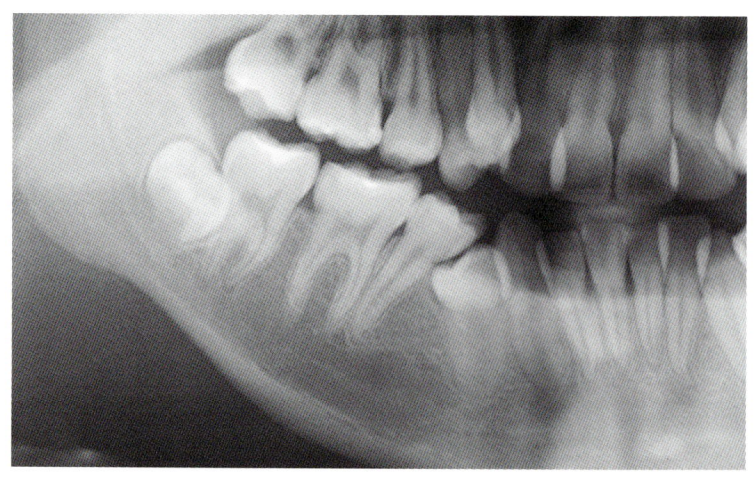

**図2a**　⁸⏋⁴⏋埋伏.

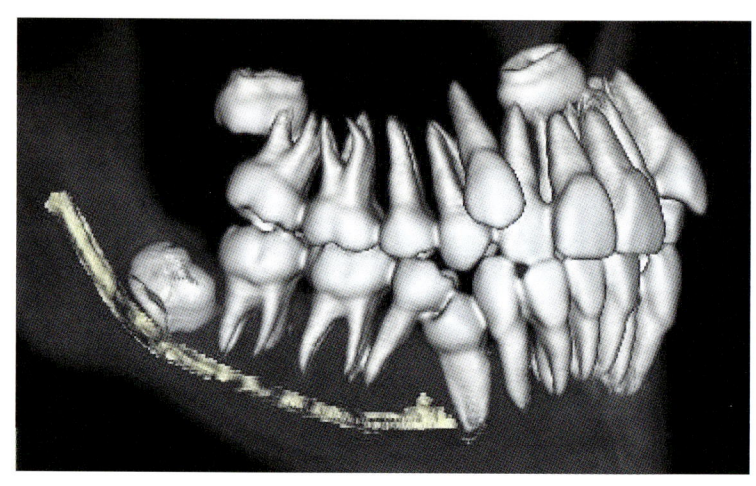

**図2b**　CT のボリュームレンダリング像. 下顎管との位置関係が明らかとなっている.

う蝕歯では歯冠の崩壊状態, 残存歯質の厚さをみる. また, 歯列不正, 歯肉や顎骨の腫脹の有無についても診査する.

　エックス線写真では口内法にて, う蝕の進行程度, 根分岐部病変・根尖病変の確認, 乳歯・永久歯の歯根形成状態, 乳歯根の吸収状態, 乳歯と後継永久歯の位置について診査する.

　また, パノラマエックス線写真は, 鮮鋭度では口内法に劣るが, 操作は簡単で, 小児に与える不快感は少なく, 顎骨内の全体的な状況の観察に適している. 埋伏歯では上顎洞, オトガイ孔, 下顎管との位置関係について観察する. CT 撮影が有用なこともある(**図1, 2**).

何をする？
# GP・小児歯科の対応

　診査にもとづいて治療計画を立案する. 短時間・低侵襲で行なえる処置では, 通常, 問題ないことが多いが, 埋伏歯など処置時間が長くなることが予想される症例や, 小児の協力度によっては, 鎮静法の併用や, 全身麻酔下での処置を考慮する必要がある.

　抜歯の術式は, 成人の場合と基本的には変わらない.

　**乳臼歯の抜歯では, 歯根が開大しているために, 歯根破折を来たしやすく, 歯根の分割が必要**となることがある. また, 歯質が薄い場合や, う蝕が歯肉縁下まで進行しているときには, **骨の開削が必要**となる.

　**乳歯の抜歯では, 後継永久歯の損傷を避けるため, 不要な掻爬は避け, 不良肉芽の掻爬には注意をはらう**.

　埋伏歯の抜歯でも, 後継永久歯や隣在歯の損傷を避ける.

　また, 後出血に対する処置は小児の協力が得られ難いことがあるため, 抜歯時での止血を確実に行う.

歯と歯質の異常・病変

歯列と咬み合わせの異常・病変

エックス線写真でみえる歯の異常・病変

歯の外傷・口の外傷

顎関節と顎骨の異常・病変

学校での歯科健康診断時の注意事項

lecture 1　子どもならではの基本手技──止血に注意

## lecture 1　子どもならではの基本手技──止血に注意

香西克之(広島大学大学院医系科学研究科小児歯科学)

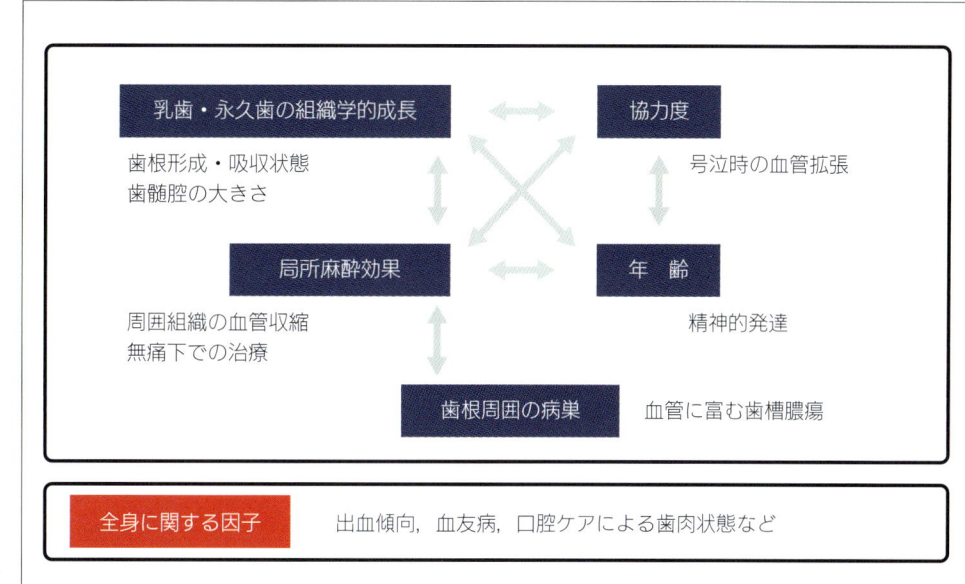

**図1**　小児の歯科処置時の出血を左右する因子.

歯科治療は外科的治療も多く，出血は常に考慮しなければならない．**図1**に出血を左右する小児に特徴的な因子とその関係を示した．最初に behavior control を誤るとすべてが後手にまわる．手順にしたがって処置を確実に遂行することが求められる．

## 小児の軟組織外傷の止血

### 上唇小帯の裂傷

小児の上顎(乳)前歯部の外傷の際には，歯だけでなく上唇小帯や口唇を受傷することも多い(**図2**)．唾液と混じって出血が実際よりも多く見えるので，保護者は不安がることもある．

#### ①止血方法

**ガーゼ**などで**圧迫**することにより止血を試みるが，出血が続く場合は，**縫合**による止血を行う．治癒後，瘢痕や萎縮をつくらないよう縫合は多めに行う．

また，圧迫止血が可能な際は，縫合する必要がないことも多い．乳幼児の上唇小帯の付着部は，元来，歯に近い高位に付着し，歯槽高径も短いため，小帯自体は比較的短い．しかしながら，成長にともなって歯槽は垂直方向に成長するため，上唇小帯の付着位置も上方(歯肉‐歯槽粘膜移行部方向)へ移動していく．したがって，軽度裂傷の場合，圧迫止血により直ちに止血する程度であれば縫合しないこともある．

### 口唇裂傷の止血

外傷や下顎の浸潤麻酔後の咬傷によって口唇に深い裂

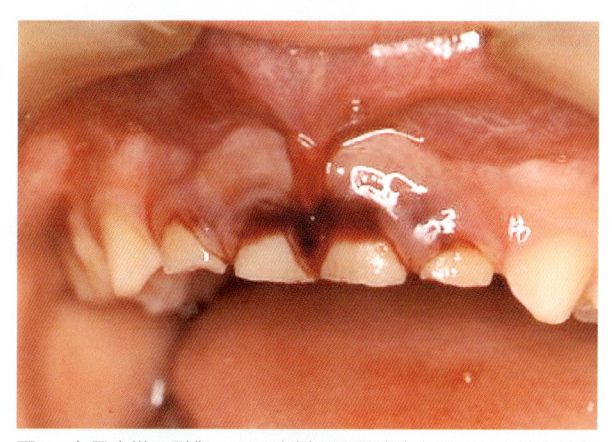

**図2**　上唇小帯の裂傷．この症例では圧迫止血のみで，縫合は行わなかった．＊参考文献1より転載

傷を負うこともある(**図3**).この場合,(乳)犬歯の尖頭で口唇を噛み,比較的深い傷を負うことになるため,**縫合**が必要となる.

## 小児の抜歯時の止血

抜歯を行う前に全身的な疾患の有無を確認することが必須である.さらに乳歯抜去の場合は,エックス線診査で,永久歯胚の確認とともに,抜去する乳歯の病巣の有無や歯根状態の情報を得ることで,安全で確実な抜歯を行うことが可能となる.

### 健常児の抜歯

交換期にある健常な乳歯では,十分な局所麻酔下で抜去すれば,それほど止血に困ることはない.また,乳歯に歯槽膿瘍などの病巣がある場合,不良肉芽の掻爬により無用な出血を回避することができる.しかし,とくに後継永久歯胚の歯冠形成時期に相当する幼少期の場合,後継永久歯胚を傷つけないよう注意しなければならない.後続永久歯が先行乳歯の直下にない場合は,乳歯の歯根吸収が不均一となり抜歯時に歯根が残り,出血が続くことがある.エックス線診査による乳歯の歯根吸収と後継永久歯の位置などを確認しておくことが必要である.

局所麻酔が十分奏功していない場合,周囲の血管の拡張により出血が続きやすい.さらに,小児の協力度が不良で暴れたり,ひどく泣いている場合も,交感神経支配が優位となって血管が拡張しているため,止血しにくい(**図1**).

### 全身疾患がある場合の抜歯

全身疾患がある場合は,抜歯によって異常出血が生じる可能性があるため,抜歯自体が禁忌となることもある.血友病,出血傾向,白血病などの血液疾患や腫瘍,骨形成不全症などによるビスフォスフォネートの服用を確認したら,主治医の判断を仰いだうえで指示にしたがう.

## 小児の歯内療法時の止血

直接覆髄,生活歯髄切断,抜髄,感染根管治療の各施術時に,止血困難を経験することがあるが,正しい診断

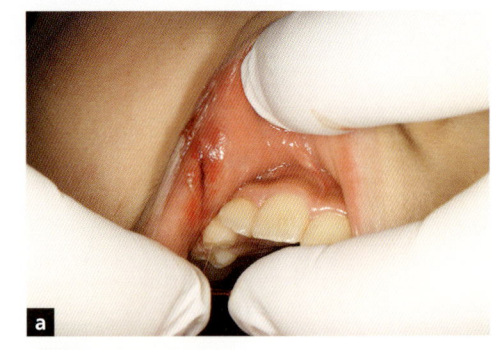
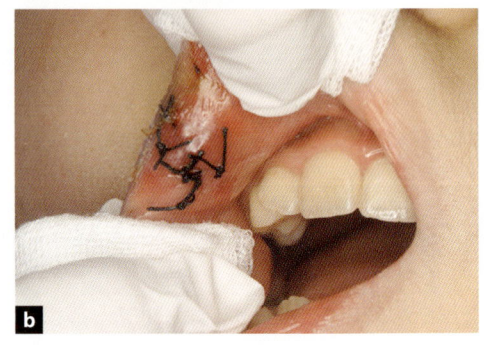
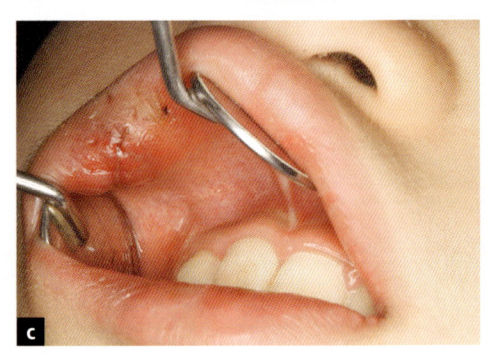

**図3** 上口唇裂傷の処置.
**a** 処置前の出血.
**b** 縫合による止血.
**c** 抜糸後.
＊広島大学病院顎・口腔外科より提供

と適切な処置を講じることで,止血や出血予防することが可能である.さらに,根未完成の乳歯や幼若永久歯は血管が豊富であるため,歯内療法の施行時にはとくに出血しやすいことが予想される.これらの処置の際には,以下のような注意点が挙げられる.

①エックス線診査を行い,正確な診断のもとに治療方針を立てる.

②麻酔効果が十分でない場合は,止血困難になりやすいため,確実に麻酔処置を行う.

③号泣したり暴れる場合は,血管拡張により止血に時間がかかることがあるため,behavior control を十分行う.

④**抜髄時になかなか止血できない場合は,歯髄が残存している可能性が高いため,根尖部歯髄の除去を確実に行うことが大切である.**

参考文献

1. 香西克之.22章 歯・口腔の外傷と処置.In:赤坂守人ら・編.小児歯科学 第3版.東京:医歯薬出版,2007.

歯と歯質の異常・病変

歯列と咬み合わせの異常・病変

エックス線写真でみえる異常・病変

歯の外傷・口の外傷

顎関節と顎骨の異常・病変

学校での歯科健康診断時の注意事項

# lecture 2　口唇咬傷──麻酔の後に要注意

佐野公人（日本歯科大学新潟生命歯学部歯科麻酔学講座）

　小児に局所麻酔下で処置をした後には，口唇咬傷の予防に留意したほうがよい．多くの局所麻酔薬は作用持続時間が30分〜90分（**表1**）くらいあるので，施術後に局所麻酔薬の効果が残存している場合には，知覚麻痺・知覚鈍麻・しびれ感などから，口唇や頬粘膜を咬んで，腫脹や時には出血で再来院することがある（**図1**）．この口唇咬傷を回避する方法としては，

**①保護者には，麻酔後の注意事項を口頭と書面で指示する**

**②小児に対しては，シール（図2）などを貼って注意を喚起する**

ことも有効である．

　また，局所麻酔後の麻痺感や知覚鈍麻は小児にとって希少な体験で，患部を指で触ったり，舌で刺激することもあるので，咬傷とあわせて術後の注意事項に加える必要がある．

**表1**　市販の歯科用カートリッジ局所麻酔薬と，主な作用持続時間．

| 薬品名 | 商品名 | 作用持続時間 |
|---|---|---|
| メピバカイン塩酸塩 | スキャンドネスト® | 30分 |
| プリロカイン塩酸塩・フェリプレシン | 歯科用シタネストオクタプレシン®カートリッジ | 60〜90分 |
| リドカイン塩酸塩・アドレナリン | 歯科用キシロカイン®カートリッジ | 60〜90分 |
| | キシレステシン™ A 注射液（カートリッジ） | 60〜90分 |
| | エピリド® | 60〜90分 |
| リドカイン塩酸塩・アドレナリン酒石酸水素塩 | オーラ®注歯科用カートリッジ1.0 ml，1.8 ml | 60〜90分 |

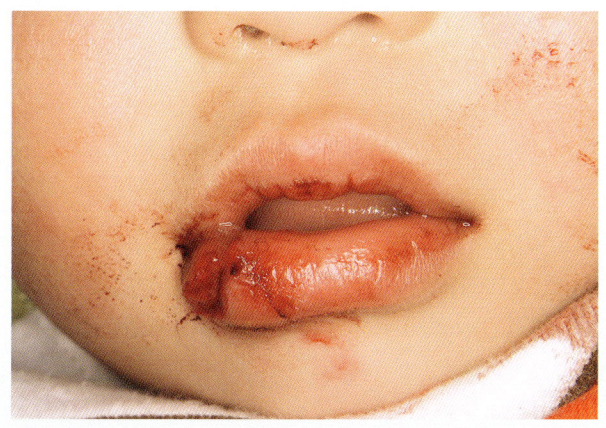

**図1**　下顎右側乳臼歯の局所麻酔による処置後の下唇咬傷．

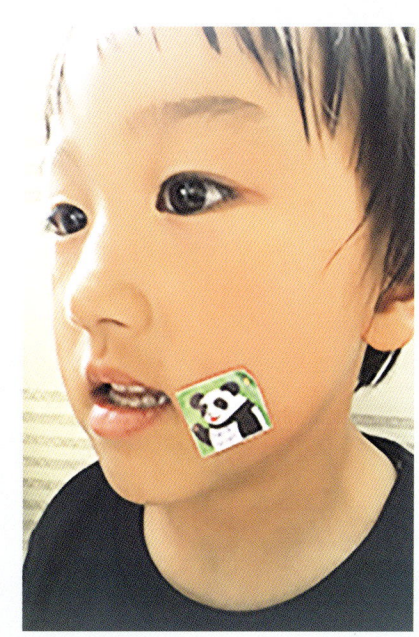

**図2**　局所麻酔後，麻酔側にシールなどを貼って注意を喚起する．

## case 1　巨大なエナメル上皮腫に対し「顎骨保存外科療法」を実施した症例

吉田俊一（国立病院機構霞ヶ浦医療センター歯科口腔外科）
矢郷　香（国際医療福祉大学三田病院歯科口腔外科）

## 原因

エナメル上皮腫は，歯胚のなかのエナメル器とよばれる部分が腫瘍化することにより生じる．

## 何をみる？
## GP・小児歯科の鑑別診断

大部分が顎骨内で発生して無痛性に緩徐に発育するので，歯科医院を受診した際のエックス線により偶然に発見されたり，細菌感染による急性炎症を起こして疼痛や

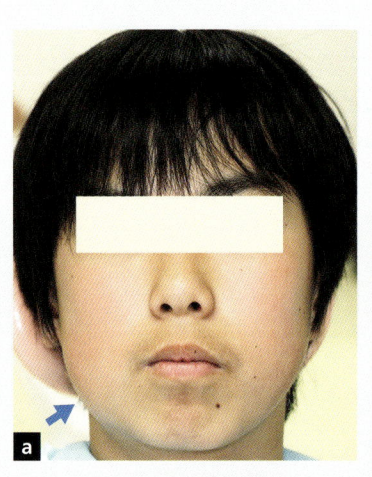
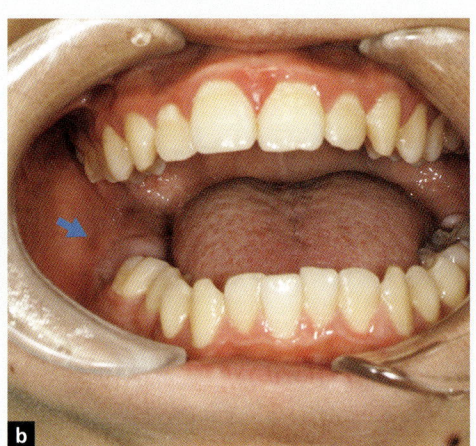

**図1a, b**　13歳の男児の初診時．下顎右側部の腫脹と疼痛を繰り返し，その都度，近内科を受診し，抗菌薬と鎮痛薬の処方を受けていたが，同部腫脹が増悪して発熱，臼歯部より排膿も認めたため，近歯科受診し，当科紹介となった（**a**）．7┐は未萌出で，その付近から後方の下顎枝付近まで腫脹を認めた（**b**）．5┐後方から下顎枝前縁付近まで，骨様の硬い感触が消失し，いわゆる羊皮紙様感を触知した．

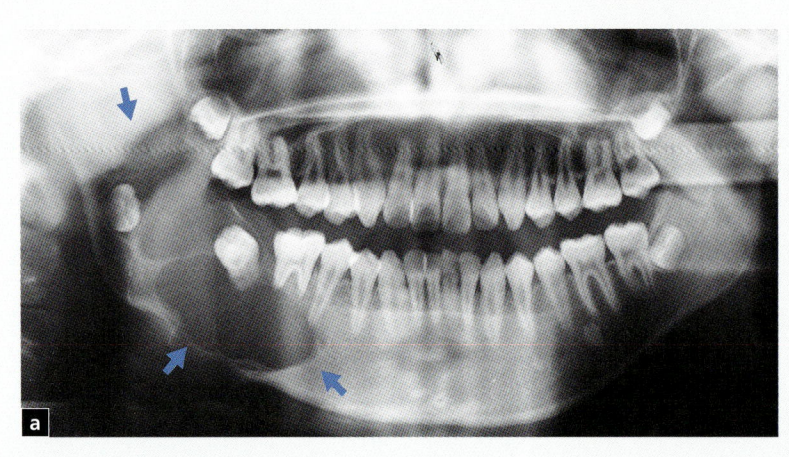
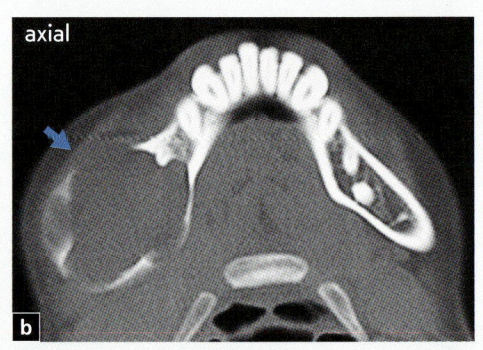
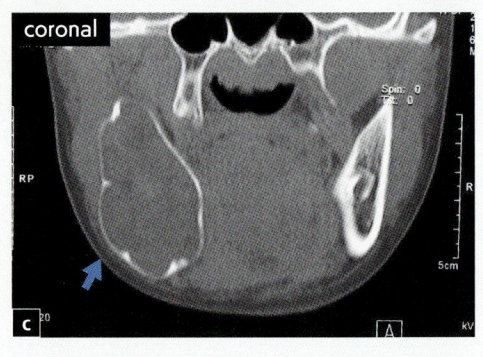

**図2a～c**　初診時のパノラマエックス線写真で，5┐から右側下顎枝下顎切痕に及ぶ多房性の骨欠損を認め，┌8 7┐は埋伏していた（**a**）．CT像では，同部の骨は著しく膨隆し，内部の骨髄が消失し，皮質骨の菲薄化を認めた（**b, c**）．

歯と歯質の
異常・病変

歯列と咬み合わせの
異常・病変

エックス線写真でみえる
異常・病変

歯の外傷・口の外傷

顎関節と顎骨の
異常・病変

学校での歯科健康診断時の
注意事項

## case 1　巨大なエナメル上皮腫に対し「顎骨保存外科療法」を実施した症例

腫脹などを併発してはじめて自覚されることが多い．腫瘍がある程度増大するまでは顕著な症状はないが，増大すると，歯肉の膨隆，歯の傾斜，移動，動揺，などがみられることがある[1]．**小児の場合は，歯の未萌出はエナメル上皮腫に限らず，顎骨内の囊胞や腫瘍の可能性を疑う必要がある**．また，腫瘍の増大により骨が菲薄化するため，触診にて圧痛や周囲との硬さの違いを触知したり，下歯槽神経の圧迫による下唇の知覚麻痺が生じることもある．問診，視診，触診にて病変の存在が疑われたら，口内法エックス線写真やパノラマエックス線写真，CTなどの画像診断を行う[2]．

### 何をする？
# GP・小児歯科医の対応

パノラマエックス線写真やCTで，**単房性，多房性，蜂巣状，泡沫状の骨透過像を示し，歯根の吸収を認める** こともある．しかし，比較的よくみられる歯根囊胞，含歯性囊胞，歯原性角化囊胞など囊胞以外にも，エナメル上皮腫に代表される良性腫瘍や悪性腫瘍（CHAPTER 3 **5** 参照）も含め，**エックス線所見や臨床所見も類似する疾患が非常に多い**[3, 4]．したがって，**確定診断を得るには，病理組織検査を行う必要がある**ので，口腔外科の専門機関へ紹介する．

# 口腔外科医の対応・テクニック

良性腫瘍ではあるものの局所浸潤傾向を示すので，再

発や，まれに悪性転化や転移することを念頭に置いて対応する必要がある．治療法としては，開窓療法，顎骨保存外科療法，顎骨切除法などがある．

「開窓療法」（case 2 75ページ参照）は，単独では根治させることができないので，腫瘍の縮小を待って二次的手術が必要となる[5]．

根治的手術は，**顎の連続性を保ち，形態や機能を温存して根治を目指す「顎骨保存外科療法」（図1〜5）**と，腫瘍の根治性に重点を置いた「顎骨切除法」に大別される．また，顎骨保存外科療法の根治性を高めるために，腫瘍を摘出した後に周囲骨の掻爬や削除，カルノア液による化学的焼灼法や凍結外科などの併用も行われることがある[5, 6]．

いずれの治療法を選択するかは，組織像や年齢，性別，全身状態などから総合的に判断する必要があるが，**小児の場合で，顎骨の成長への影響を優先するのであれば，「顎骨保存外科療法」を選択する**．

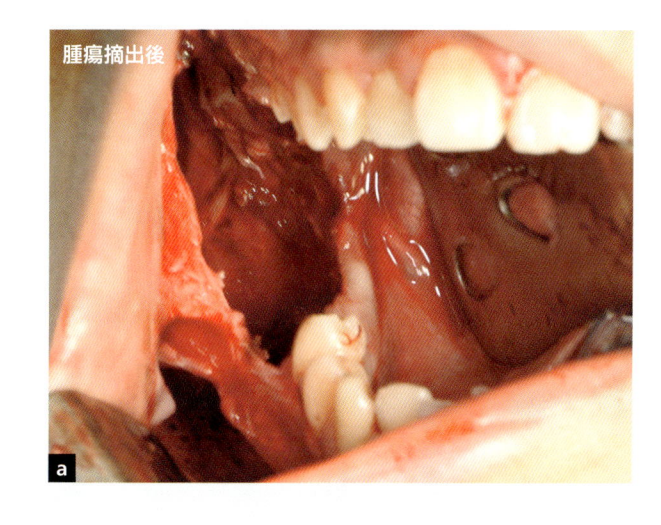
腫瘍摘出後
a

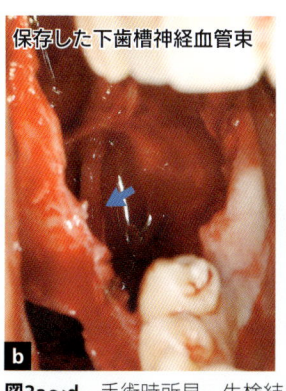
保存した下歯槽神経血管束
b

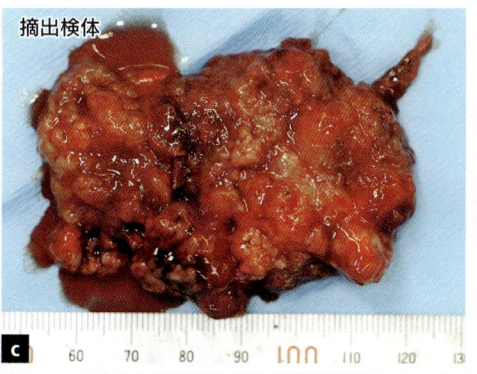
摘出検体
c

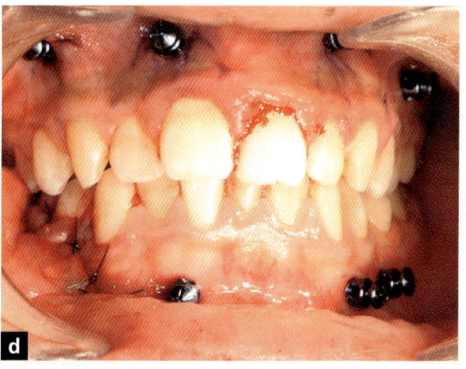
d

**図3a〜d**　手術時所見．生検結果は，**エナメル上皮腫**（充実型／多嚢胞型）であった．手術法としては，今後の下顎の成長にともなう変形などを考慮し，根治性のすぐれた顎骨切除法は避けて，形態や機能の保存の面で有利な**顎骨保存外科療法**を選択することとした．4近心に縦切開，下顎枝前縁まで遠心切開を加え，粘膜骨膜弁を形成，菲薄化した骨を削除し，下歯槽神経血管束を保存し（**b** 矢印），一塊にして腫瘍を摘出した（**a〜c**）．病的骨折や変形を防止するため，スクリューにて2週間，顎間固定した（**d**）．

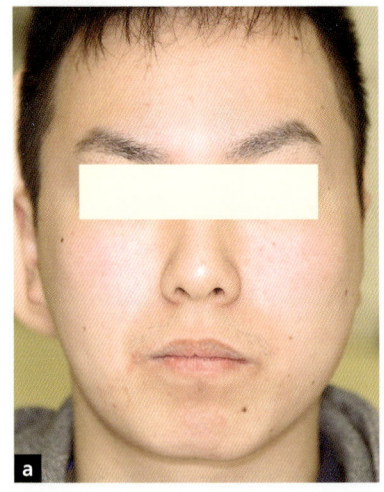
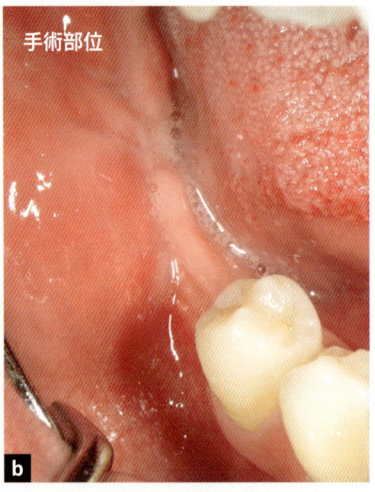
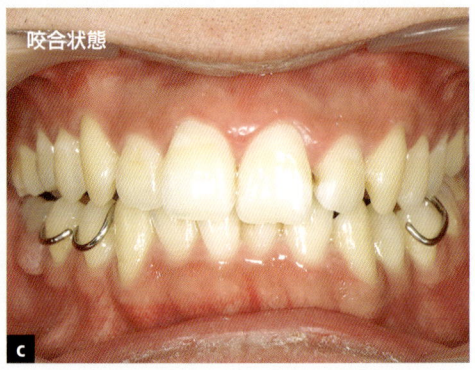

**図4a〜c**　手術5年後の顔貌と口腔内写真．右下唇の知覚鈍麻はほぼ改善し，顔貌の左右対称性も保たれている（**a**）．術後に義歯を製作し，食事のときのみ使用していたが，上顎右側大臼歯の軽度の挺出が認められる（**b, c**）．

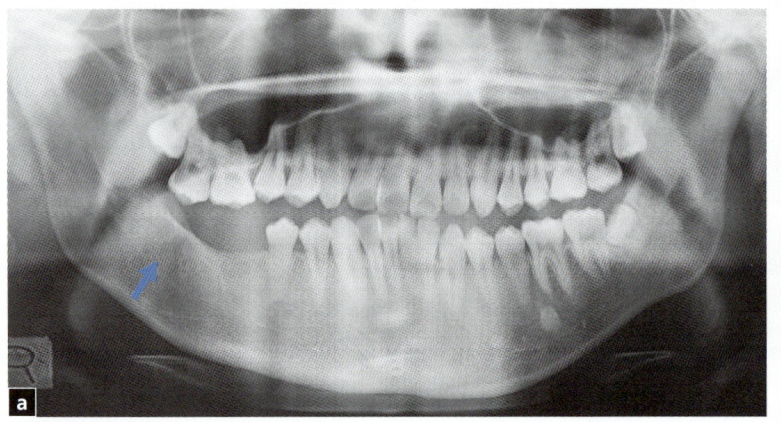
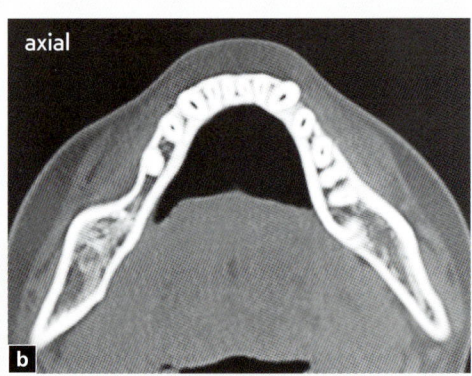
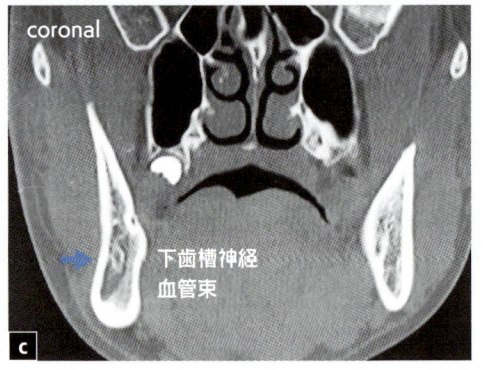

**図5a〜c**　手術5年後のエックス線写真．術後5年経過したが，再発は認めていない．骨の欠損部には正常な骨髄が新生し，菲薄化した皮質骨も正常化し，下顎骨の対称性も回復している．保存した下歯槽神経血管束は正常な位置（**a, c** 矢印）に回復している（**a〜c**）．現在19歳になり，インプラントによる咬合回復を予定している．

## 予後

　組織像によって再発率に違いがあり，もっとも一般的な「**充実型／多嚢胞型**」で**20％程度**，「骨外型／周辺型」で10％程度，「類腺型」で20％程度，「単嚢胞型」では20％以下とみられている[5]．これらの組織像は，手術術式を決定する際にも考慮する1つの要素となる．また，再発以外にもまれに悪性転化や遠隔転移を起こすこともあるので，**6か月から1年に1回程度の間隔で少なくとも10年間は，CT やパノラマエックス線を含め経過観察を継続することが推奨される**[6]．

**参考文献**

1. 柴原孝彦，森田章介，他．本邦におけるエナメル上皮腫の病態と治療法に関する疫学的研究．口腔腫瘍 2009；21：171-181.
2. 牛田正行，内藤宗孝，他．下顎エナメル上皮腫28例のエックス線写真的および病理学的検討．愛知学院誌 1987；25：153-161.
3. 日本口腔腫瘍学会学術委員会「歯原性腫瘍治療のガイドライン」ワーキンググループ編．2005年新 WHO 国際分類による歯原性腫瘍の発生状況に関する疫学的研究．口腔腫瘍 2008；20：245-254.
4. WHO 分類（4th，2017）疾患標準和名．日本臨床病理学会．
5. 日本口腔腫瘍学会ワーキンググループ．エナメル上皮腫の診療ガイドライン．学術社，2015.
6. 吉田祥子，塚本剛一，他．エナメル上皮腫に対する外科療法の治療成績と再発に関する臨床的検討．口腔腫瘍 2010；22：37-43.

| case 2 | **含歯性嚢胞に関連した埋伏歯の「開窓」の症例** |

木津英樹（国家公務員共済組合連合会立川病院歯科口腔外科）
矢郷　香（国際医療福祉大学三田病院歯科口腔外科）

## 原因

「含歯性嚢胞」は，埋伏歯の歯胚をもとに発生するとされ，歯原性嚢胞の一種である．小児歯科臨床で遭遇する機会は比較的多い疾患であり，無症状な場合が多く，永久歯の萌出遅延などを機に発見されることが少なくない．

### 何をみる？
## GP・小児歯科の鑑別診断

日常臨床では，永久歯の萌出遅延，骨の膨隆から発見されたり，偶然エックス線写真によって埋伏歯を含む単房性骨透過像として発見されることが多い．まず鑑別診断として，嚢胞性病変か腫瘍性病変かを判断する．**嚢胞性病変で挙げられるものは，歯根嚢胞，歯原性角化嚢胞**などがあり，臨床症状・診査・画像診断よりある程度は診断できるが，穿刺吸引による内容液の性状，細胞診，組織診断が有用である．**多房性の透過像であれば，腫瘍性の病変（エナメル上皮腫など）を疑い**，組織診断の必要がある．

### 何をする？
## GP・小児歯科の対応

小児では嚢胞を摘出するのみではなく，可及的に埋伏した永久歯の保存を考える．

永久歯の歯根成長が3／4未満であり，萌出スペースがあれば**開窓術**を行い，永久歯の自然萌出を期待して経過観察とする．残存乳歯は開窓術と同時に抜歯するが，萌出スペースの確保のため，一部は抜歯時期を遅らせて行うこともある．

**開窓牽引術**の症例では，埋伏した永久歯の歯根の成長が3／4までの完成を待ってから行うが，隣接する永久歯の歯根吸収があれば早期に行うこともある．ただし早期に牽引を開始すると，歯根の成長を抑制する危険性がある．また，牽引方向や萌出スペースを確保するために埋伏歯以外の抜歯が必要となることもある．そのため，全顎的な矯正治療の方針を立ててから，開窓牽引術を行う必要があり，顎骨の成長のピークを過ぎた**10〜12歳以降が適切**かと思われる．

## 口腔外科の対応・テクニック

CTで嚢胞や埋伏歯の位置，歯根の形態を確認，また萌出スペースを考えて開窓術のみでは萌出が期待できない場合には，矯正的牽引を検討する．しかし，埋伏した永久歯の萌出スペースが不足して確保できない場合や，強度な彎曲根・逆性埋伏は，牽引が困難なため，抜歯を考えねばならない．

### 症例1　開窓術　8歳の男児

パノラマエックス線写真に示すように345が埋伏しており，歯根の完成は3／4未満である．CDEは残存しており，今後の成長発育を考えれば萌出するスペースは確保できると思われる．診断のために穿刺吸引試験を行い，漿液性茶褐色の内容物を認め，細胞診にて腫瘍細胞がないことを確認し，「含歯性嚢胞」の診断のもとに開窓術を選択した（**図1a〜c**）．

局所麻酔下にて粘膜を切開，剥離を行い，CDを抜歯した．歯槽頂部の骨は菲薄化しており，鋭匙にて容易に除去できた．埋伏した永久歯の歯根部を傷つけないように注意し，上部の嚢胞壁を摘出し開窓した（**図2a, b**）．

摘出した部に軟膏「バラマイシン軟膏®」ガーゼを挿入し，軽く縫合した．ガーゼは3日おきに4〜5回交換し，洗浄した（**図3a, b**）．

術後8か月のパノラマエックス線写真で埋伏永久歯の歯根の成長と萌出傾向を認めたため，萌出スペースを確

## 症例1

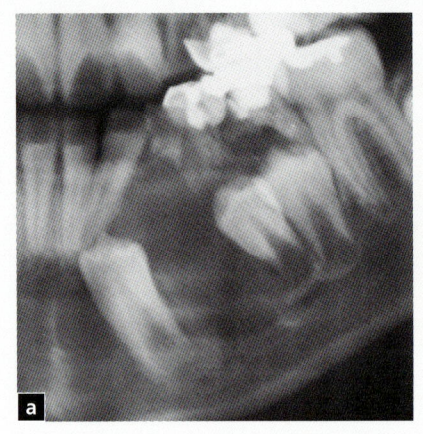
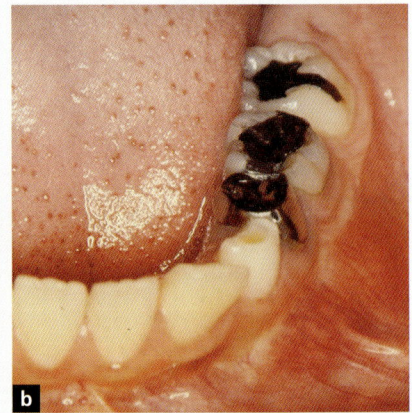

図1a, b　初診時.│345が埋伏しており，歯根の完成は3／4未満である.
図1c　診断のために穿刺吸引試験を行い，漿液性茶褐色の内容物を認め，細胞診にて腫瘍細胞がないことを確認し，「含歯性嚢胞」の診断のもとに開窓術を選択した.

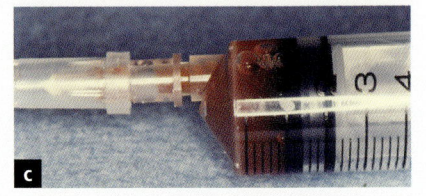

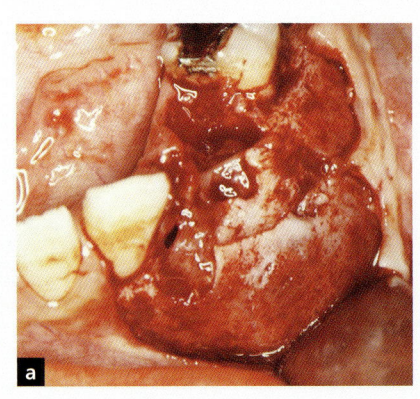
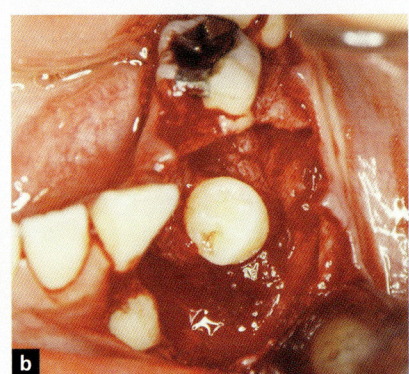

図2a, b　局所麻酔下にて粘膜を切開，剥離を行い，│CD を抜歯した.歯槽頂部の骨は菲薄化しており，鋭匙にて容易に除去できた.埋伏した永久歯の歯根部を傷つけないように注意し，上部の嚢胞壁を摘出し開窓した.

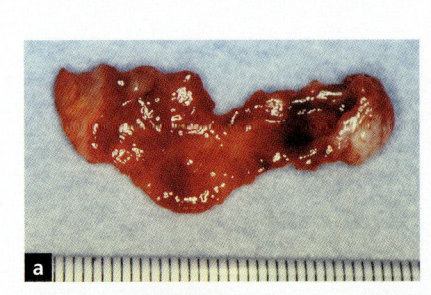
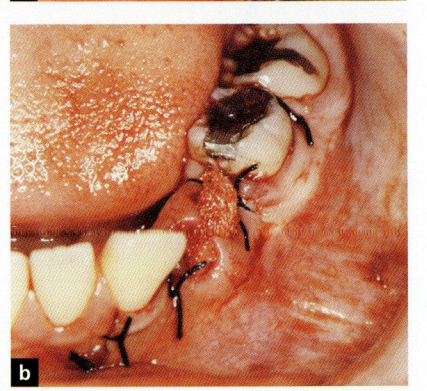

図3a, b　摘出物.摘出した部に軟膏「バラマイシン軟膏®」ガーゼを挿入し，軽く縫合した.ガーゼは3日おきに4〜5回交換し，洗浄した.

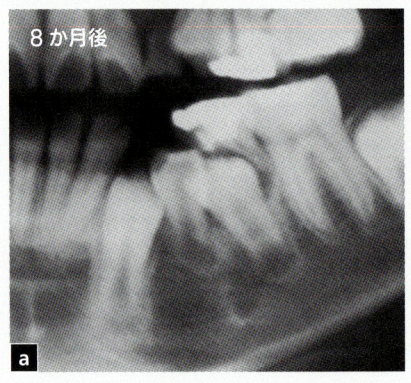
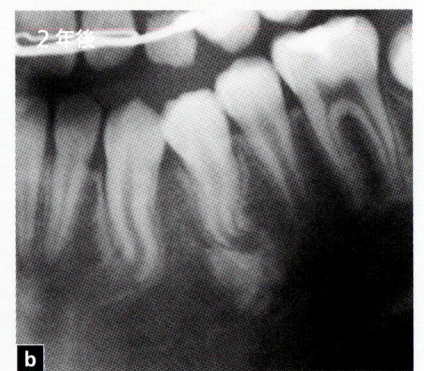

図4a　術後8か月のパノラマエックス線写真で埋伏永久歯の歯根の成長と萌出傾向を認めたため，萌出スペースを確保するために保存していた│E を抜歯した.
図4b　術後2年で歯根はほぼ完成し，歯列に萌出を認めた.

## 症例2

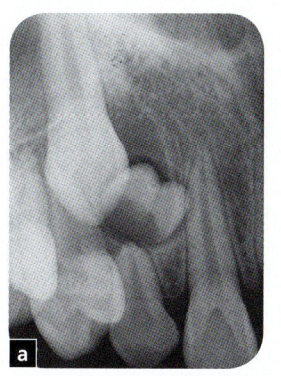
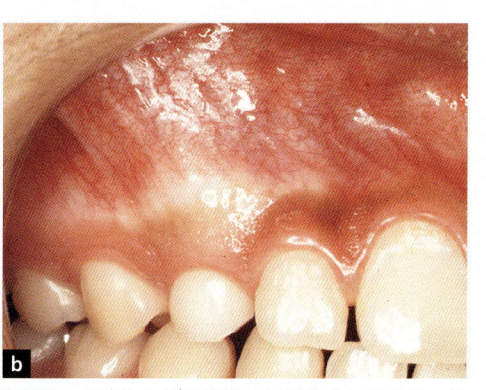
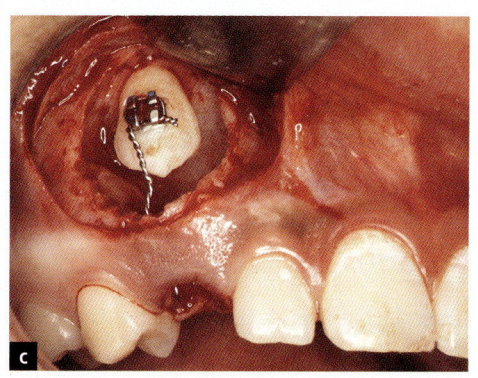
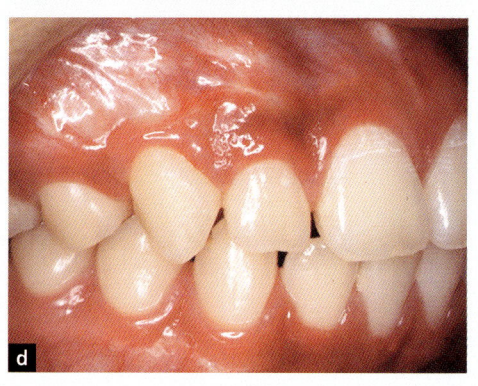

**図5a**　初診時デンタルエックス線写真．埋伏した③の歯根はほぼ完成しており，その周囲に嚢胞様透過像を認めた．
**図5b**　初診時口腔内写真．
**図5c**　手術中．③の唇側にブラケットを装着し，ワイヤーを開窓したC抜歯窩から出した．
**図5d**　2年後．

保するために保存していたE を抜歯した．術後2年で歯根はほぼ完成し，歯列に萌出を認めた（**図4a, b**）．

### 症例2　開窓術＋矯正的牽引　12歳の女児

　埋伏した③の歯根はほぼ完成しており，その周囲に嚢胞様透過像と過剰埋伏歯を認めた（**図5a**）．局所麻酔下にて頬側の粘膜を切開，剥離し，菲薄化した骨を除去したのち，埋伏した③歯冠部の嚢胞を摘出し，過剰埋伏歯および残存したC の抜歯を行った．③の唇側にブラケットを装着し，ワイヤーをC抜歯窩から出し，頬側の粘膜弁は閉創した．ブラケットは牽引中に脱離しないように，

「スーパーボンド」で強固に接着し，牽引は術後1週間で開始した．抜歯窩から牽引することで，萌出した③の付着歯肉が残存できた．可動粘膜からワイヤーを出して牽引すると，歯肉退縮が起こる可能性がある．

　上記の手術を行った場合は，萌出するまでは厳重な経過観察が必要である．嚢胞の再発や感染，萌出しなかったときにどうすればよいのか（再手術，抜歯，矯正の変更など）を十分に説明する必要がある．

**謝辞**

　ご助言いただいた OP ひるま歯科　矯正歯科の晝間康明先生に深謝申し上げます．

**参考文献**

1. Kokich VG, Mathews DP・著，田井規能・監訳．埋伏歯その矯正歯科治療と外科処置．東京：クインテッセンス出版，2015.

2. 田村博宣，高木愼，矢部孝，樋口満，柳田可奈子，中川豪晴．早期に含歯性嚢胞を摘出し，重度の埋伏歯を自然萌出させることができた一例：術後10年間の経過観察．小児歯科学雑誌 2010；48（4）：520-525.

3. 軽部健史，臼田聡，臼田慎，矢郷香，木津英樹．含歯性嚢胞内の多数埋伏歯に対し矯正的牽引を行った1例．日本小児口腔外科学会雑誌 2016；26（3）：127-131.

4. 光安佳子，光安岳志，中村典史，中島昭彦，大石正道．開窓と歯牙牽引療法によって良好な歯列が誘導できた巨大な下顎含歯性嚢胞の1例．日本口腔外科学会雑誌 2003；49（4）：287-290.

5. 廣瀬健，鈴木聖一，黒田敬之．含歯性嚢胞による多数歯埋伏症例の一治療例．口腔病学会雑誌 2000；67（2）：213-220.

case 3

# 顎骨嚢胞性病変の保存的治療──開窓療法

重松久夫, 坂下英明(明海大学歯学部病態診断治療学講座口腔顎顔面外科学第2分野)

「開窓療法」は, 嚢胞性病変に対して有効な治療法の1つである. 軟組織に発生する嚢胞性疾患, ならびに顎骨内に発生する嚢胞性疾患の双方に適応がある.

軟組織では, 口底部にみられるラヌーラに対して, しばしば開窓療法が第1選択となりうる.

また顎骨内の病変では, 開窓療法は, 顎嚢胞(歯根嚢胞, 含歯性嚢胞, 歯原性角化嚢胞など)と, 嚢胞状を呈する歯原性腫瘍(エナメル上皮腫など)の治療で, 顎骨(主に下顎骨)を保存する治療方法として有用である. 顎骨内の病変に対して, 開窓療法を適応する場合には, ①生検を兼ね病理組織診断を怠らないこと[2], ②できるだけ大きく開窓すること, ③開窓直後は packed-open とすること, ④開窓が長期に及ぶ場合には obturator(栓塞子)を利用すること[3], などが要点としてあげられる. また, 開窓療法を適応する場合には, 長期的な経過観察が重要である[1].

本項では顎骨内の異常に対する開窓療法について, とくに下記の3項目に絞って記述する.
①「含歯性嚢胞」の原因歯の萌出誘導を目的とした開窓
②「歯原性角化嚢胞」に対する開窓
③嚢胞状を呈する「エナメル上皮腫」に対する反復処置を前提とした開窓

## 「含歯性嚢胞」の原因歯の萌出誘導を目的とした開窓(図1)

含歯性嚢胞の原因歯や何らかの原因で萌出不全にある歯胚を有効利用できる可能性がある場合に, 開窓療法が適応となる(図1a)[2]. したがって, 含歯性嚢胞の最大の好発部位である智歯部では, 一般に嚢胞の摘出とともに原因歯は抜去されるため, 開窓療法の適応となることは少ない. 萌出誘導を促すためには, 十分に大きく開窓を行うことが重要である(図1b, c). 開窓療法により萌出誘導(図1d)が可能となることもあるが, 保隙装置の併用[3]

や歯科矯正治療が必要となることも少なくない.

## 「歯原性角化嚢胞」に対する開窓(図2)

歯原性角化嚢胞は, 開窓療法の適応に関する報告[4]もあるが, 再発が問題となることから, 顎骨を温存する場合には摘出掻把術や Carnoy 液の併用が適応される[5,6].

広範囲に病変が及ぶ場合(図2a)には, 病巣の縮小を目的として, エナメル上皮腫の反復処置法[7]に準じて生検を兼ねて大きく開窓する(図2b, c). 顎骨を温存する場合には, 開窓療法を行い, 病巣の縮小後に摘出掻把術とともに, 必要に応じて隣接歯の歯根端切除術を併用する. したがって, 開窓術を含めると最低2回の外科的介入を必要とするが, 顎骨を温存することが可能となる(図2d). なお, 埋伏歯の萌出誘導を行う場合には, 再発に十分注意を要する.

## 嚢胞状を呈する「エナメル上皮腫」に対する反復処置を前提とした開窓(図3)

エナメル上皮腫の最大の好発部位は, 下顎臼歯部〜下顎枝部にかけてである(図3a, b). 治療法決定にあたっては, 単嚢胞型か多嚢胞型かなどの臨床病態, 病理組織学的亜分類も重要となる[8,9]. エナメル上皮腫に対する「反復処置法」の目的は, 開窓することにより周囲骨の再生を促し, 骨性支持力を確保した後に摘出掻把術を行うものである[7,10]. 関連する埋伏歯については摘出掻把時に抜去する. 初回の処置の重要な点は, 生検を兼ねてできるだけ大きく開窓することである(図3c). 病理組織学的に病巣がないことを十分に確認できるまで反復して摘出掻把を繰り返す. この間, 創部を開放創とするため, obturator(栓塞子)を使用することもある. 骨内の瘢痕部を除去することにより, 周囲骨の再生を促す(図3d).

## 含歯性嚢胞

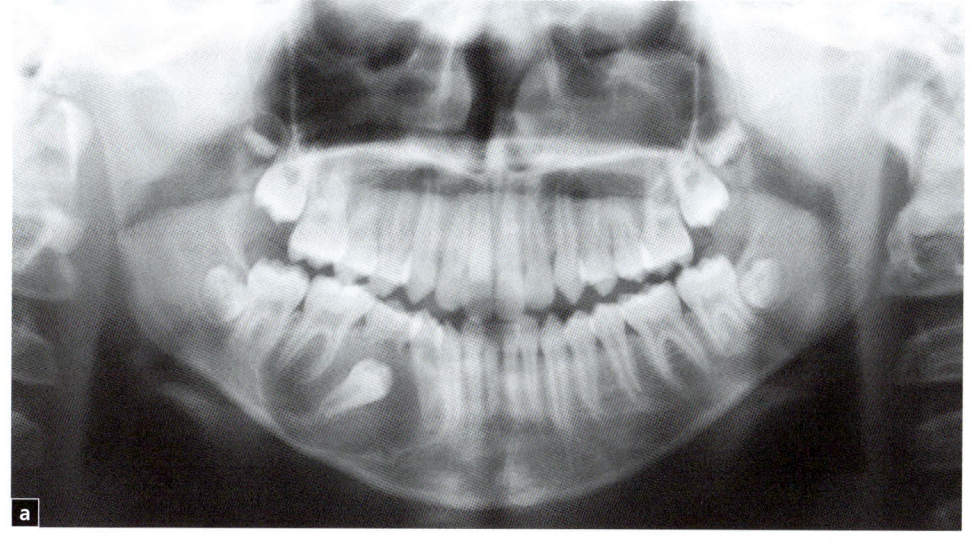

**図1a**　初診時のパノラマエックス線写真（含歯性嚢胞）．患者は12歳の男児．下顎右側臼歯部の違和感を主訴として来院した．パノラマエックス線写真にて⑤の埋伏と境界明瞭な透過像を認める．

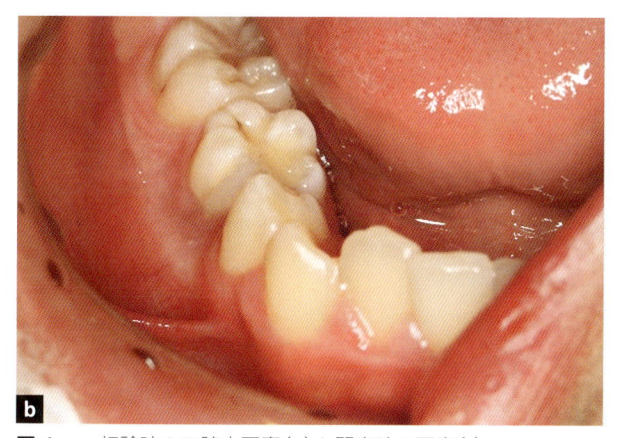
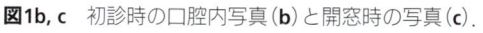

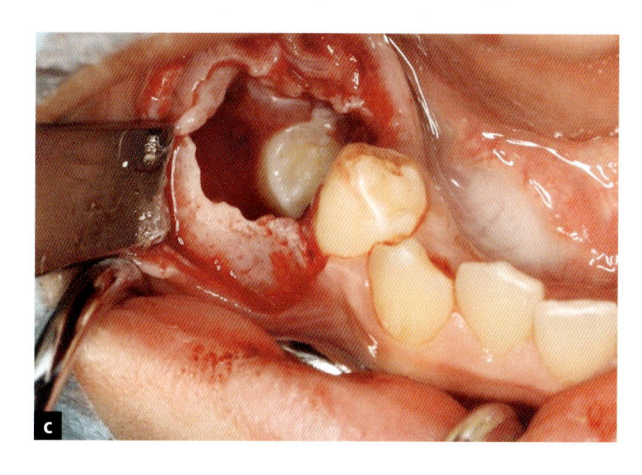

**図1b, c**　初診時の口腔内写真（**b**）と開窓時の写真（**c**）．

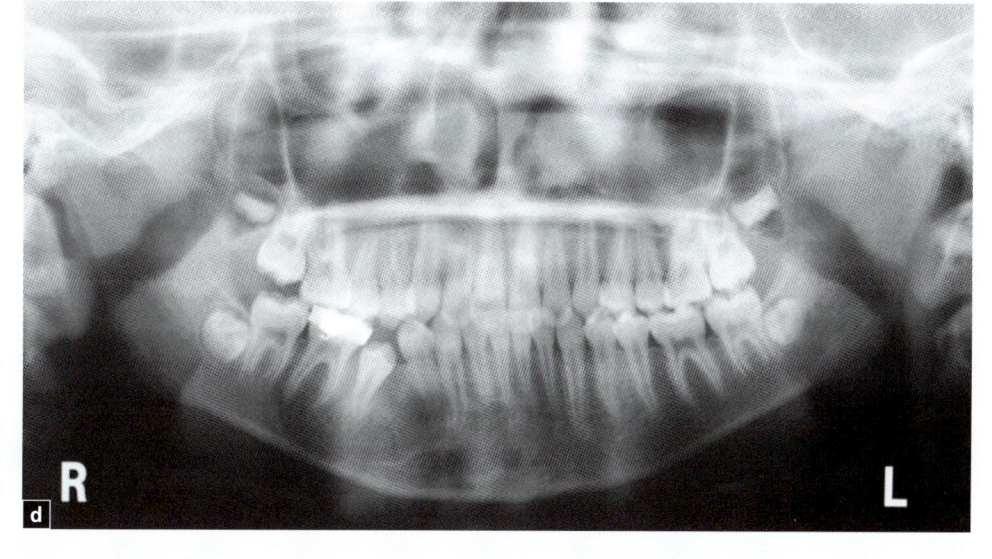

**図1d**　開窓後6か月時のパノラマエックス線写真．開窓術後，6か月を経過し，特別な装置を使用することなく，原因歯は本来の萌出方向へと誘導され始めている．

歯と歯質の異常・病変

歯列と咬み合わせの異常・病変

エックス線写真でみえる異常・病変

歯の外傷・口の外傷

顎関節と顎骨の異常・病変

学校での歯科健康診断時の注意事項

## 歯原性角化囊胞

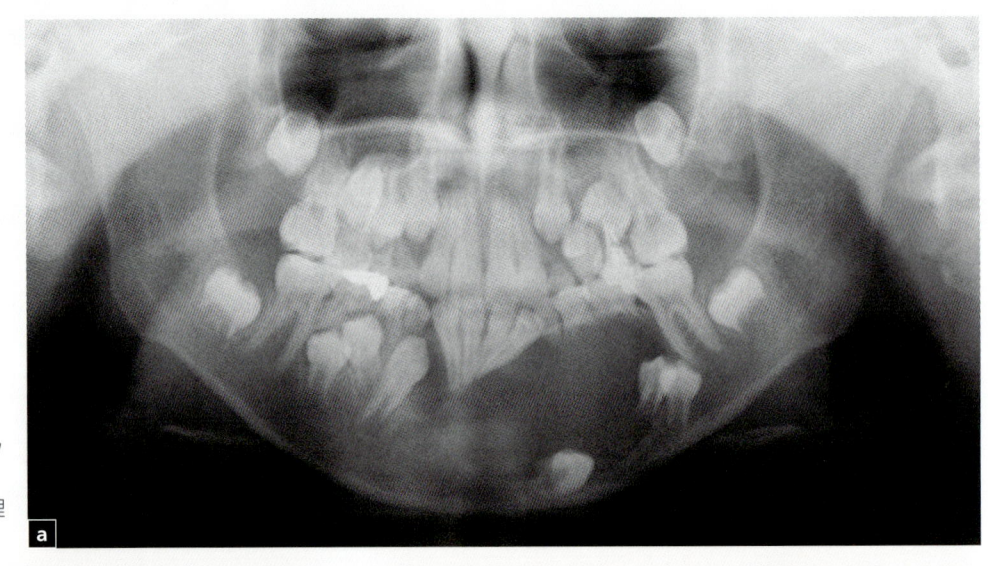

**図2a** 初診時のパノラマエックス線写真(歯原性角化囊胞). 患者は12歳の男子. ⌐345 の埋伏を認める.

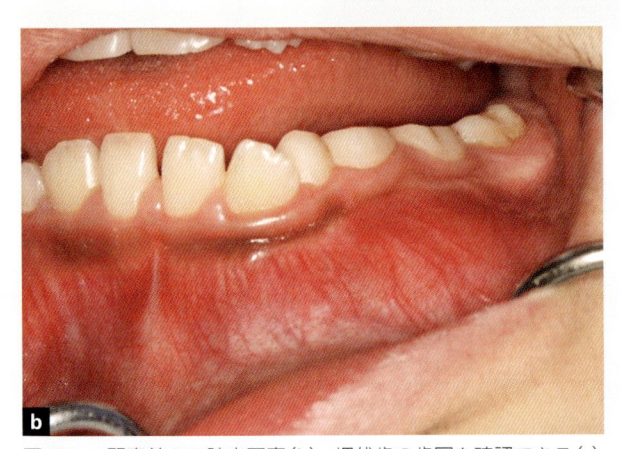

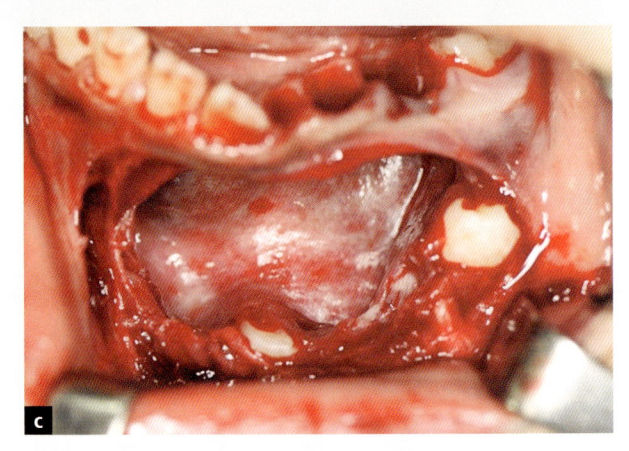

**図2b, c** 開窓前の口腔内写真(**b**). 埋伏歯の歯冠を確認できる(**c**).

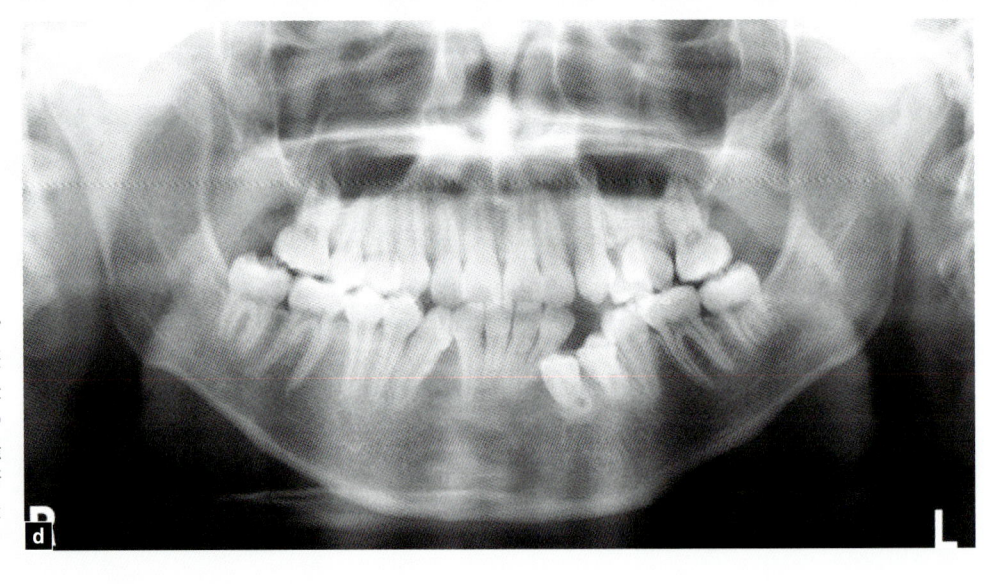

**図2d** 術後4年の16歳時のパノラマエックス線写真. 開窓療法後, 骨性支持力を確保した後に, 埋伏歯を温存しつつ病変の摘出搔爬術(摘出と周囲骨の搔爬)を行った. 術後, 再発の所見はなく, 顎骨の連続性は保たれている.

case 3　顎骨嚢胞性病変の保存的治療——開窓療法

歯と歯質の異常・病変

歯列と咬み合わせの異常・病変

エックス線写真でみえる異常・病変

歯の外傷・口の外傷

顎関節と顎骨の異常・病変

学校での歯科健康診断時の注意事項

## エナメル上皮腫

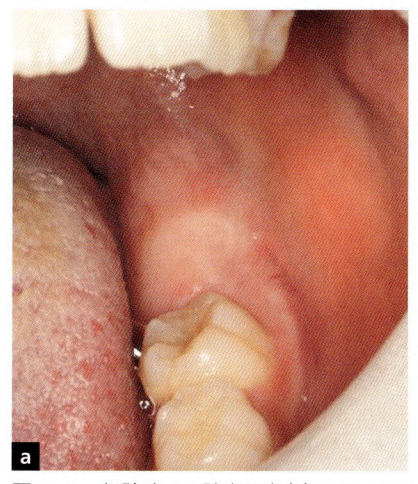
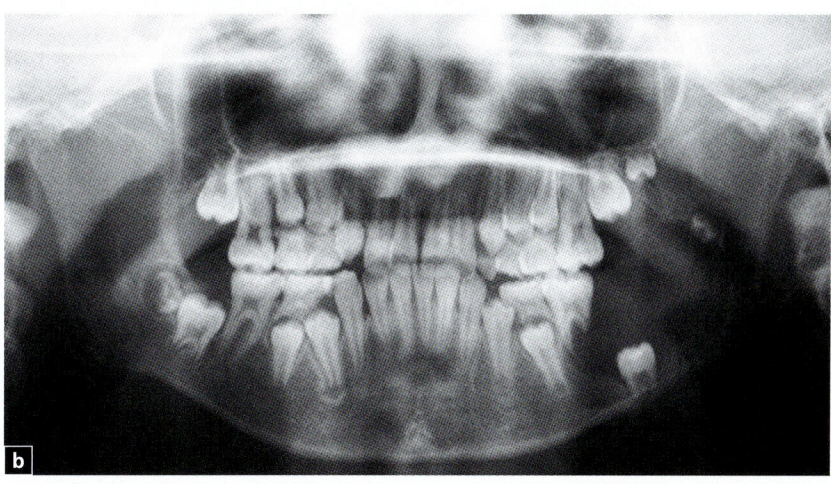

**図3a, b**　初診時の口腔内写真（**a**）とパノラマエックス線写真（**b**）（エナメル上皮腫）．患者は11歳の女児．左側頬部の腫脹を主訴として来院した（**a**）．エックス線所見では⏌7は下顎下縁部に，⏌8は下顎枝の上方へ偏位し，病巣は臼歯部から下顎枝部全体におよぶ（**b**）．

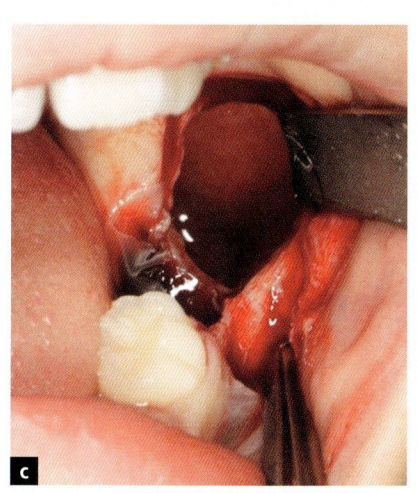
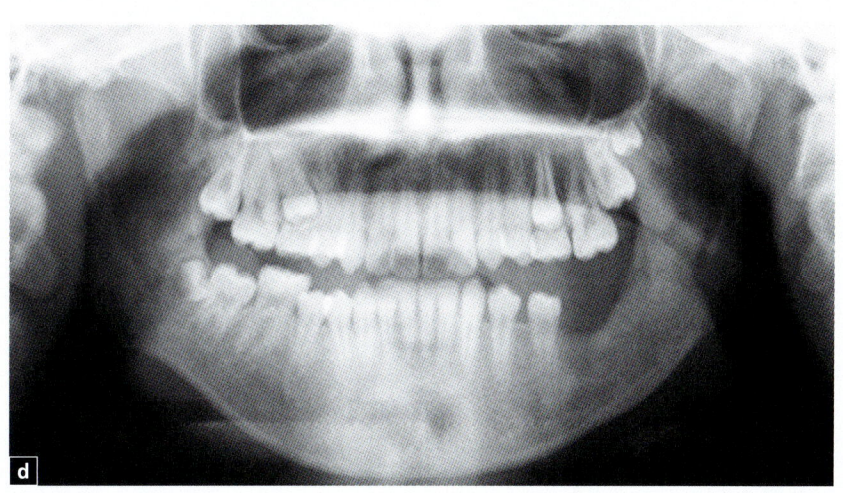

**図3c, d**　生検時の口腔内写真（**c**）と反復療法後3年後のパノラマエックス線写真（**d**）．⏌6を抜去のうえ，下顎枝前縁部にかけて大きく開窓した（**c**）．開窓後，周囲骨の再生による骨性支持力が得られたのを確認のうえ，摘出掻把術を3回行い，病理組織学的に腫瘍細胞の残存がないことを確認した（**d**）．

**参考文献**

1. Hou R, Zhou H. Articles of marsupialization and decompression cystic lesions of the jaws: A literature review. J Oral Maxillofacial Surgery, Medicine, and Pathology 2013; 25: 299-304.

2. Kirtaniya BC, Sachdev V, et al. Marsupialization: A conservative approach for treating dentigerous cyst in children in the mixed dentition. J Indian Society of Pedodontics and Preventive Dentistry 2010; 28: 203-208.

3. Hu YH, Chang YL, et al. Conservative treatment of dentigerous cyst associated with primary teeth. Oral Surg Oral Me Oral Pathol Oral Radiol Endod 2011; 112: e5-e7.

4. Rogrel MA, Jordan RCK. Marsupialization as a definitive treatment for the odontogenic keratocyst. J Oral Maxillofac Surg 2004 ; 62: 651-655.

5. Abdullah WA. Surgical treatment of keratocystic odontogenic tumour: A review article. The Saudi Dental Journal 2011; 23: 61-65.

6. Johnson NR, Batstone MD, et al. Management and recurrence of keratocystic odontogenic tumor: a systematic review. Oral Surg Oral Med Oral Pathol Oral Radiol Endod 2013; 116: e271-e276.

7. Kawamura M, Inoue N, et al. Dredging method -A new approach for the treatment of ameloblastoma. Asian J Oral Maxillofac Surg 1991; 3: 81-88.

8. Laborde A, Nicot R, et al. Ameloblastoma of the jaws: Management and recurrence rate. European Annals of Otorhinolaryngology. Head and Neck diseases 2017; 134: 7-11.

9. Reichart PA, Philipsen HP, et al. Ameloblastoma: Biological profile of 3677 cases. European J Cancer Part B: Oral Oncology 1995; 31: 86-99.

10. Dolanmaz D, Etoz OA, et al. Marsupialization of unicystic ameloblastoma: A conservative approach for aggressive odontogenic tumors. Indian J Dental Research 2011; 22: 709-712.

# CHAPTER 4

# 歯の外傷・口の外傷

# 1　歯冠破折

牧　憲司(九州歯科大学健康増進学講座口腔機能発達学分野)

牧　憲司(九州歯科大学健康増進学講座口腔機能発達学分野)

## 何をみる？
## GP・小児歯科の鑑別診断

### 歯冠破折歯の診断と治療方針

　歯冠破折は，受傷が露髄しているか，してないかで治療方針が大きく異なる．露髄がなければ修復のみで対応できる症例が多い(脱臼・転位がある場合は，CHAPTER 4 ②参照)．

　一方，露髄している場合は，露髄の大きさや来院までの時間で，

- 直接覆髄
- 歯髄鎮静処置
- 生活歯髄切断
- 抜髄
- 感染根管処置
- 症例によっては抜歯

に至ることもある．

## 何をする？
## GP・小児歯科の対応

### 単純歯冠破折

　露髄をともなわない場合を「単純歯冠破折」という．「エナメル質に限局した破折の場合」「歯冠破折が象牙質まで達している場合」で対応が異なる．

**①エナメル質に限局した破折の場合**

　接着性レジンなどで修復を行なう．

**②歯冠破折が象牙質まで達している場合**

　**破折片があれば再接着，なければレジン修復を行う．破折面が歯髄に近ければ，間接覆髄を行う．**

　変位(脱臼・転位)をともなっている場合の対応は，CHAPTER 4 ②を参照．

### 複雑歯冠破折

　露髄をともなう場合を「複雑歯冠破折」という．

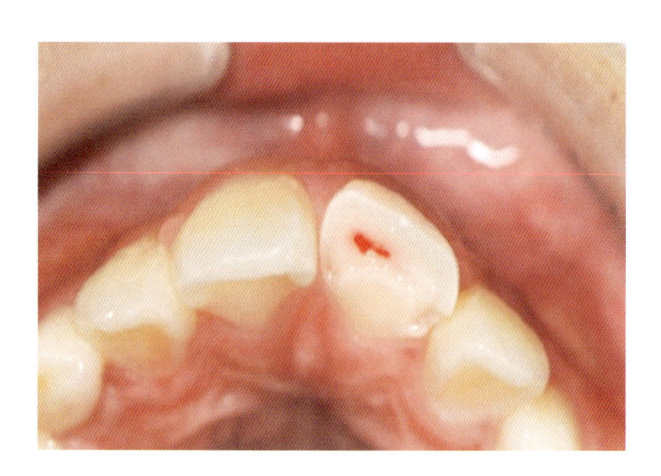

**図1**　1| 打撲により露髄・複雑歯冠破折を惹起した8歳の男児の初診時．

**1** 歯冠破折

歯と歯質の異常・病変

歯列と咬み合わせの異常・病変

エックス線写真でみえる異常・病変

歯の外傷・口の外傷

顎関節と顎骨の異常・病変

学校での歯科健康診断時の注意事項

**表1** 前歯外傷の分類（Ellis & Davey の分類）と，必要な処置.

| | | 前歯外傷の分類 | | 必要な処置 |
|---|---|---|---|---|
| **Class 1** | 単純な歯冠の破折 | 破折が象牙質に達しないものと，わずかに象牙質に達するもの | | コンポジットレジン修復. |
| **Class 2** | 広範囲な歯冠の破折 | 破折は象牙質にまで波及しているが，歯髄までは波及していないもの | | 間接覆髄後に歯冠修復. |
| **Class 3** | 広範囲な歯冠の破折 | 破折は象牙質にまで波及し，露髄をともなうもの | | 露髄面が小さい場合は，覆髄.<br>露髄面が大きく，受傷後数日以内は，生活歯髄切断. |
| **Class 4** | 外傷により非生活歯となるもの | 歯冠部の喪失の有無を問わない<br>1類　生活歯<br>2類　非生活歯，歯髄腔が破折により開放されている場合<br>3類　非生活歯，歯髄腔が破折により開放されていない場合 | | 1類は，抜髄・生活歯髄切断.<br>2類は，感染根管処置.<br>3類は，髄腔開拡後に感染根管処置. |
| **Class 5** | 外傷による歯の喪失 | | | 欠損歯部位は，義歯.<br>移動した隣在歯は，矯正処置. |
| **Class 6** | 歯根の破折 | 歯冠の喪失をともなうものと，ともなわないもの | | ■歯根破折位置が歯頸側3分の1以内の場合<br>【乳歯】原則として抜歯するが，動揺が少ない場合は保存することもある.<br>【永久歯】**歯内療法後に挺出**を試みる．歯冠部がある場合は**歯冠の接着**を試みる．歯冠部がない場合は挺出を試み，歯の保存に努める.<br>■歯根破折位置が根中央～根尖部の場合<br>乳歯・永久歯ともに，動揺が大きいときは固定し，生理的動揺範囲であれば経過観察とする．**歯髄感染死の徴候が現われるまで歯内療法は行わない**. |
| **Class 7** | 外傷によって転位した歯（CHAPTER 4 **2**参照） | 歯冠や歯根の破折をともなわないもの<br>1類　局部的な軽度の転位<br>2類　局部的な重度の転位<br>3類　脱落 | | 1類・2類は，整復・固定.<br>3類は，再植・固定. |
| **Class 8** | 歯冠全体の破折とその修復 | | | 修復可能であれば，根管処置＋修復.<br>修復困難であれば，抜歯. |

### ①乳歯

通院などの保護者の理解度や協力度，歯髄炎の感染の程度などで処置法が異なる.

(1)露髄面が，小さい場合（約2 mm）は，受傷直後は直接覆髄法，あるいは部分断髄法を行なう.

(2)露髄面が大きい場合は，受傷後数日以内の場合は，歯冠部歯髄切断を第一選択とする.

(3)受傷後，歯髄に全部性歯髄炎や壊死が認められる場合は，抜髄，感染根管治療を行なう.

変位（脱臼・転位）をともなっている場合の対応は，CHAPTER 4 **2**を参照.

### ②永久歯

露髄部が大きく，**受傷から1日以上経過**している歯根未完成歯では，生活歯髄断髄法（アペキソゲネーシス）を行い（**図1**），一方，歯根完成歯では，抜髄を行なう.

前歯外傷の分類（Ellis & Davey の分類）と，必要な処置を**表1**に示す.

＊変位（脱臼・転位）をともなっている場合の対応は，CHAPTER 4 **2**を参照.

# 2 （亜）脱臼・転位

奥村一彦（北海道医療大学歯学部生体機能・病態学系組織再建口腔外科学分野）

## 原因

### 小児の歯の外傷の特徴

　小児の歯の外傷の特徴は，年齢による差が顕著に現れる．すなわち，乳歯では，陥入・挺出・転位といった脱臼の頻度が高いが，永久歯では脱臼に比べて，破折の割合が高い[1]．また，乳歯列期では，陥入の頻度が高いことが報告されている[1~3]．乳歯でみられる歯の外傷は，1～3歳で約65％を占めている．永久歯の外傷では，7～9歳で約60％を占め，男児が女児の約2倍の発症頻度であることが報告されている[2]．

### 受傷原因に乳歯と永久歯で違いがある

#### ①乳歯

　乳歯では，受傷原因で転倒が圧倒的に多く，衝突や転落がこれに続く．

　2歳までは瓶やラッパをくわえたまま転倒することが多く，3歳以降は衝突が多くなる．

#### ②永久歯

　永久歯では転倒が多く，これに続いて衝突・転落が多いが，乳歯と比べて衝突の頻度が高くなり，これにともない打撲の頻度も高くなる．これは，屋外でのスポーツによって起こる外傷で，乳歯の受傷と比較して原因が多様化していることが示されている[2]．

### 受傷部位は決まっている

　乳歯の受傷部位は，上顎乳中切歯が73％と圧倒的に多いが，乳臼歯の受傷も散見される．永久歯の受傷部位も上顎中切歯が75％を占めており（**図1，2**），乳歯に比べ下顎中切歯の受傷も多い[2]．

## 何をみる？
## GP・小児歯科の鑑別診断

### 歯槽骨骨折や顎骨骨折の可能性を含めて診断することが必要

　歯そのものに外力が集中して生じる歯の脱臼・破折で，歯が植立している歯槽骨および顎骨の骨折をきたしているか否かを見極めることは，治療の予後を推測するとき重要な問題となる．このことから，デンタルエックス線写真撮影だけではなく，**上下顎骨を中心とした周辺顔面骨をスクリーニングできる回転パノラマエックス線写真を撮影することは有用**である．

## 何をする？
## GP・小児歯科の対応

### 受傷歯が乳歯か永久歯かで治療方針が決まる

#### ①乳歯

　乳歯で萌出歯が少ない場合，歯と歯槽部を一体化してスプリントで被覆することが必要になるが，乳児に対してはきわめて困難であり，やむなく抜歯することも考慮される．隣在健常歯に固定源を求めることができれば，4-METAレジン（スーパーボンド®，サンメディカル）ですみやかに固定をすることが望ましい．

#### ②永久歯

　永久歯では，**歯冠や歯根の破折に対しても保存的に対応をはかることが優先**される．脱臼歯においても，脱落した歯を正しく整復・固定する．

歯と歯質の異常・病変

歯列と咬み合わせの異常・病変

エックス線写真でみえる異常・病変

歯の外傷・口の外傷

顎関節と顎骨の異常・病変

学校での歯科健康診断時の注意事項

**2** （亜）脱臼・転位

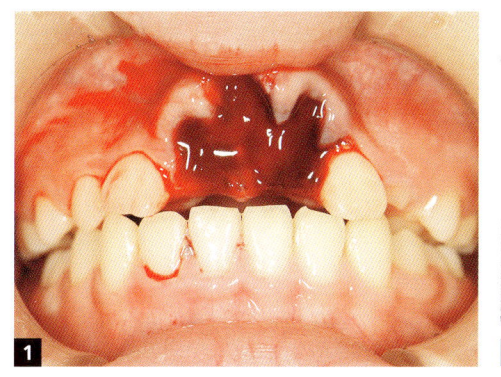
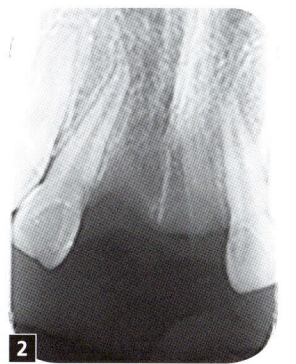

**図1** 13歳の女子．体育の授業で転倒，受傷当日．
**図2** 受傷当日のデンタルエックス線写真．

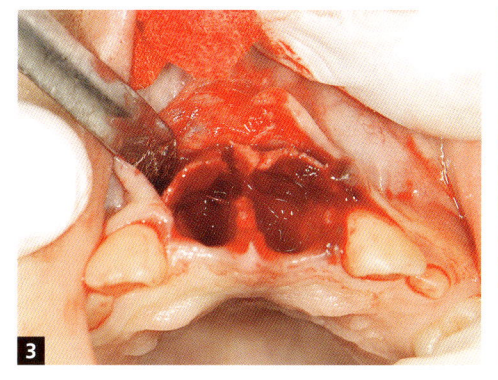
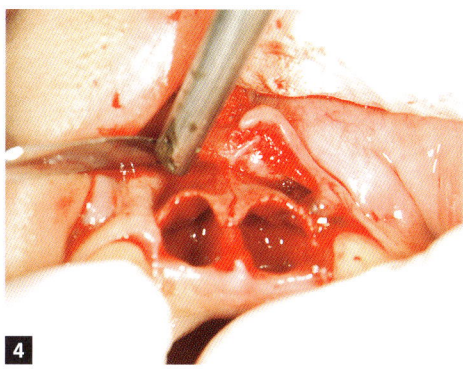

**図3** デンタルエックス線写真では明らかではなかったが，唇側歯肉を剥離すると歯槽骨骨折が確認された．
**図4** 骨折した歯槽骨を徒手的に復位した．

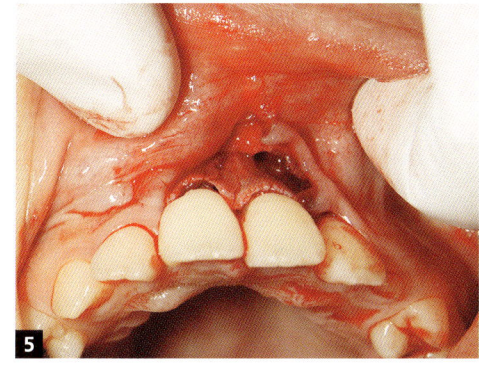
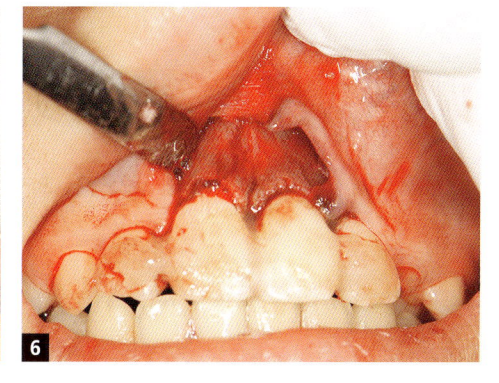

**図5** 脱落した中切歯を歯槽窩に戻した．
**図6** 健常な左右の隣在側切歯を固定源としてスーパーボンド®（4-META レジン）で中切歯を固定した．

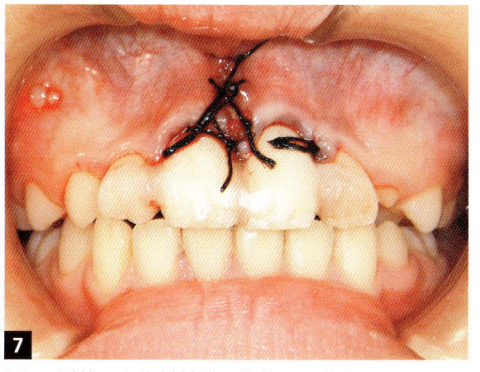
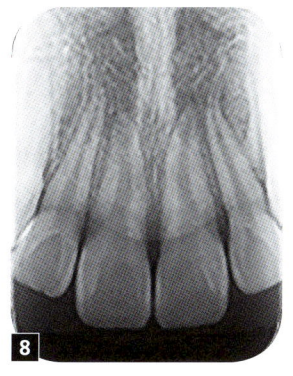
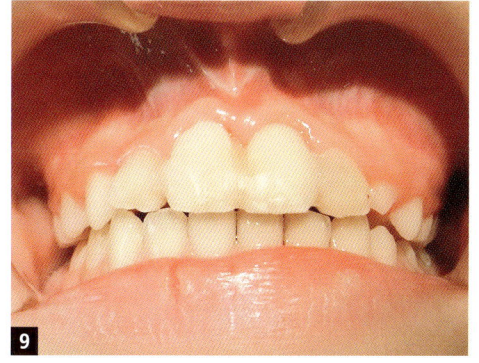

**図7** 剥離した歯槽粘膜を復位し，縫合した．
**図8** 歯と歯槽骨が正位に復位したことを，デンタルエックス線写真で確認した．
**図9** 術後4週経過後の口腔内写真．根完成歯では歯髄の生存が期待できないことから，再植後10日以降で予防的根管治療を行う．

## 外傷歯は予後を見極めることが大切（患者と家族への対応）

とくに完全脱臼した脱落歯では，歯の保存状況によって予後が左右されることが多い．歯の保存状況が歯根を覆う歯根膜細胞の生死にかかわることから，**牛乳**（低脂肪乳を除く）や**生理食塩水**，または**歯の保存液**として市販されているティースキーパーネオ®（ネオ製薬工業）を用いることが推奨される．患者本人や家族には，予後についても，不幸な機転による歯髄壊死や歯根吸収の可能性を含めて説明が必要である[4]．なお，提示した症例のように根完成歯では歯髄の生存が期待できないことから，再植後10日以降で予防的根管治療（感染根管の症状発現に先行して予防的に行う根管治療）を行うことがガイドラインで示されている[5]．

# 口腔外科の対応・テクニック

歯の脱臼・破折においても，歯が植立している歯槽骨，および顎骨の骨折をきたしている場合は，歯の整復・固定とともに，歯槽骨や顎骨の整復・固定が必要となる（**図3〜6**）．たとえば，歯の脱臼に対し整復固定しても，同時に**歯槽骨骨折をきたしている場合は，歯を植立している歯槽骨そのものが不安定となり，予後不良となる恐れ**がある．

# 予後

歯や歯槽骨に損傷がみられる場合は，**整復固定期間の目安を6週間とする**[5]．デンタルエックス線写真で，整復直後，2週，4週と各々の時期に撮影を行い，歯槽硬線（歯根膜腔）の拡大の有無について確認する必要がある（**図7〜9**）．経験的には，**乳歯の脱臼に対する固定期間は大事を取って4〜6週で固定を除去し経過をみることが多い．永久歯の脱臼固定でも，2〜4週を目安とするが，隣在する複数歯が受傷したり，歯槽骨骨折がある場合は，受傷していない歯を固定源としてスーパーボンド®による固定を6週以降に延長したり，さらに3か月にわたる固定**を行う．従来から，長期の固定は歯のアンキローシス（骨性癒着）をきたすことが示されているが，長期間の固定であっても，わずかな動揺がともなうことからアンキローシスがみられる頻度は少ないと推察される[4]．歯の固定を除去した後は，少なくとも6か月の経過観察が必要である．

**参考文献**

1. Andreasen JO. Etiology and pathogenesis of traumatic dental injuries. A clinical study of 1298 cases. Scand J Dent Res 1970; 78: 329-342.
2. 日本小児歯科学会．小児の歯の外傷の実態調査．小児歯誌 1996；34（1）：1 10.
3. 平田涼子，海原康孝，鈴木淳司，香西克之．小児外傷における陥入乳歯の治療評価　広大歯誌 2009；41: 44-49.
4. 髙木裕三．外傷歯の標準的治療法および一般的な予後経過．日補綴会誌 2014；6（2）：119-124.
5. 日本外傷歯学会．歯の外傷治療のガイドライン．平成30年7月改訂．(https://www.ja-dt.org/file/guideline.pdf)

歯と歯質の
異常・病変

歯列と咬み合わせの
異常・病変

エックス線写真でみえる
異常・病変

歯の外傷・口の外傷

顎関節と顎骨の
異常・病変

学校での歯科健康診断時の
注意事項

# **3** 口腔軟組織の外傷

加納欣徳(あいち小児保健医療総合センター歯科口腔外科)

## 原因

外傷とは,外因による組織の損傷のことである.口腔軟組織の外傷は,その要因によって以下のように分類できる.

### 機械的損傷

機械的損傷とは,外力による口腔粘膜や顔面皮膚の損傷で,転倒や事故によって生じ,口腔軟組織の外傷の大半を占める.子どもでは,口にくわえた歯ブラシや玩具を介しての損傷も少なくなく,ペットによる咬傷もある.

### 化学的損傷

化学的損傷とは,強酸や強塩基(強アルカリ)など,主に薬品による損傷である.食品の乾燥剤やお菓子に似た洗剤を口に入れた場合や,誤食によって生じる.

### 物理的損傷

物理的損傷とは,火傷,凍傷,電撃傷などによる損傷である.

## 何をみる？
## GP・小児歯科の鑑別診断

### 診断の手順

外傷の場合,まず全身状態を把握し,救命処置が必要となる場合がある.ここではそれらの必要がない,日常よく遭遇する口腔の軟組織外傷を中心に記載する.

**①受傷時の状況を把握する**

子どもへの問診は難しく,多くは正確な情報が得られない.また,受傷時に保護者が側にいても,子どもが泣くまで気づかない場合もあり,ある程度の推測が必要となる.可能な限り情報を把握し,それをもとに生じ得る損傷を念頭におく.

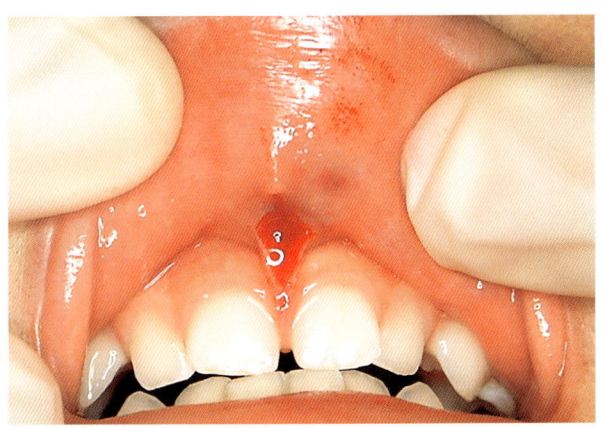

**図1** 2歳6か月の女児,転倒による上唇小帯の裂創.口唇の動きにより出血が続くようであれば縫合,止血していれば経過観察でもよいと考える.

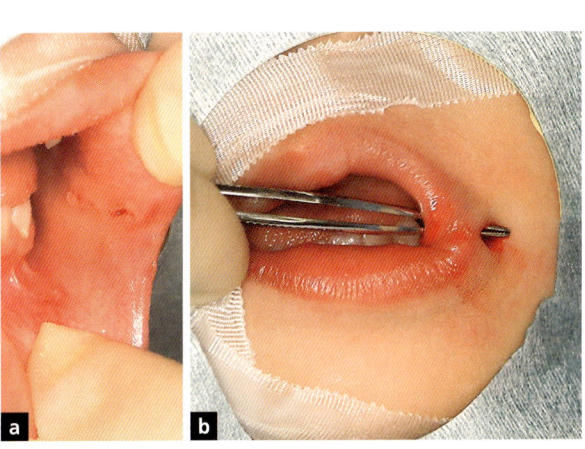

**図2a, b** 2歳7か月の女児,自宅の階段で転倒し受傷.一見小さい傷にも見えたが(**a**),皮膚側と交通しており,全身麻酔下で縫合した(**b**).子どもの協力が得られれば局所麻酔下で縫合可能.

### ②損傷の状態を把握する

　視診や触診，運動障害や知覚異常の有無，さらに念頭においた損傷から，どのような創傷かを診断する．歯の外傷，骨折，異物の迷入を疑う場合や，損傷が深部に及ぶ場合は，画像診断も行う．

　また，受傷原因となった物（歯ブラシや玩具）があれば，それを持参させ，破折や欠損した部分がないかを確認する．あれば組織内への異物迷入も疑う．

### ③虐待の可能性

　受傷の状況と，損傷の状況につじつまが合わず，子どもや保護者の不自然な表情が感じ取れる場合には，虐待の可能性がある．虐待による受傷部位は直接見える体表面ではなく，衣服に隠れる部位や口の中となるので，この視点からの診察も必要である．虐待を疑う場合は，市町村の窓口（要保護児童対策地域協議会）へ情報を提供する．

## 治療方針

　機能障害や瘢痕を残さないように，限りなく受傷前の状態に治癒させる．

　子どもの場合，抑制下でやや強引に処置を行うとトラ

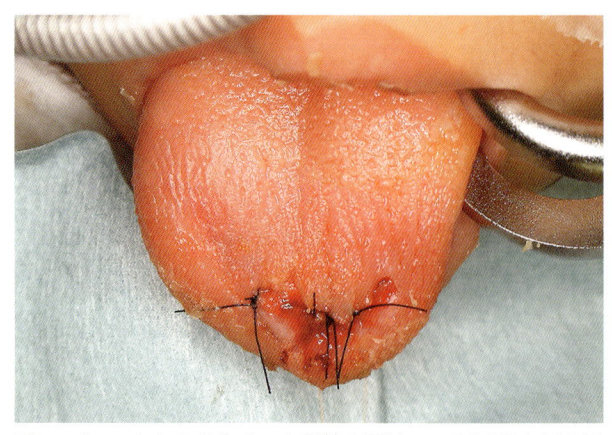

**図3**　パニックになりやすいと指摘を受けている3歳8か月の男児．転倒時に舌を誤咬した．前医で抑制下にて縫合処置を行った後，摂食拒否が数日間続いていた．傷は舌裏面と交通していたが，縫合はナイロン糸による舌背部のみであった．抑制下の場合，創傷の確認が不十分になる場合があるので，注意を要する．

ウマとなり，その後のさまざまな医療行為に影響をきたす可能性がある．自閉症スペクトラムなどの子どもは特に注意が必要であり，協力度や損傷部位によっては，全身麻酔下で処置を行う．

　処置後は感染予防に努め，とくに，汚染された損傷，深部組織に及ぶ損傷，動物の咬傷には注意を要する．

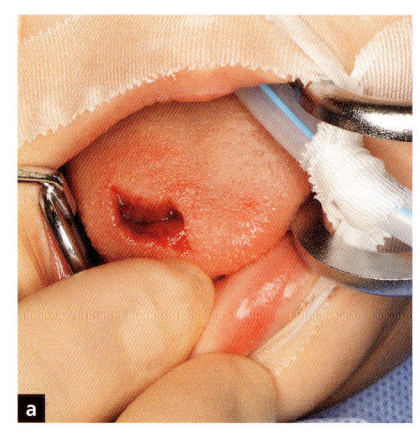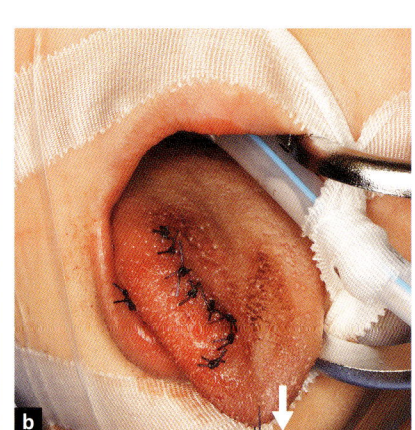

**図4a, b**　1歳10か月女児，ショッピングカートを押しながら転倒した際，舌を誤咬して受傷（**a**）．傷は舌背から舌裏面に交通していた．舌尖部に牽引糸をかけて（↓），舌の運動で哆開（しかい）することのないように縫合した（**b**）．

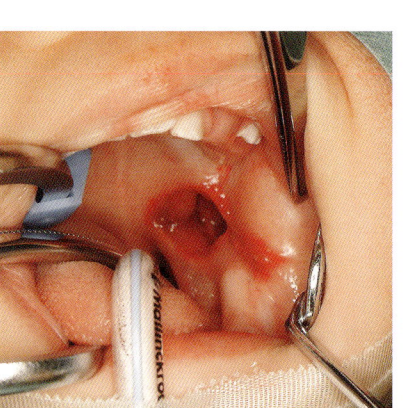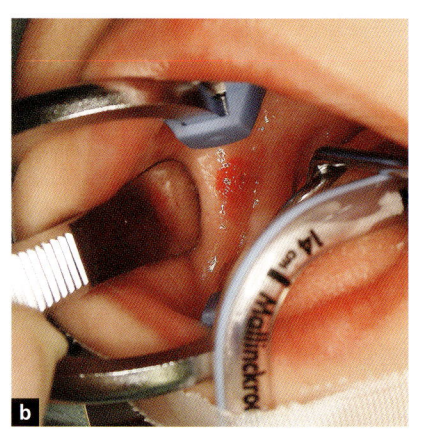

**図5a, b**　1歳2か月の男児，家の床に転倒したら左側口蓋から出血したと受診（**a**）．保護者からは，二つ折りの携帯電話を持っていたが，口の中には何も入れていなかったとの情報．全身麻酔下で異物迷入のないことを確認し，縫合した．反対側の右側頬粘膜に血腫が認められ（**b**），携帯電話を口にくわえて転倒した結果によるものと推測した．

歯と歯質の
異常・病変

歯列と咬み合わせの
異常・病変

エックス線写真でみえる
異常・病変

歯の外傷・口の外傷

顎関節と顎骨の
異常・病変

学校での歯科健康診断時の
注意事項

**3** 口腔軟組織の外傷

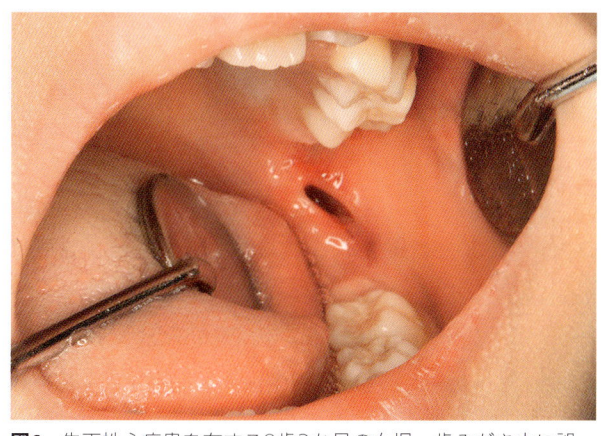

**図6** 先天性心疾患を有する8歳3か月の女児，歯みがき中に誤って左臼歯部を歯ブラシで突いて穴が開いたと受診．損傷は深部に達しておらず，毛先の迷入がないことを確認，嫌気性菌による感染の可能性を考慮し，開放創とした．

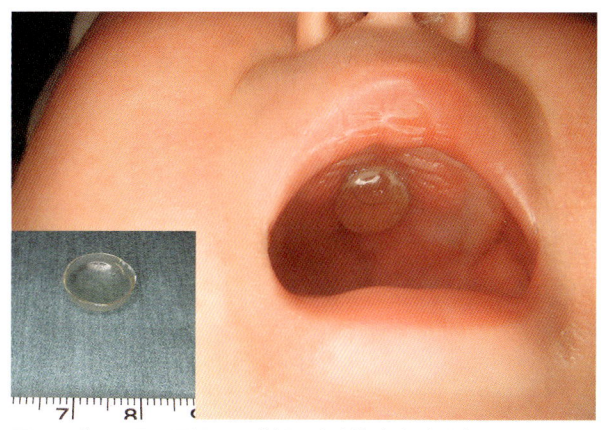

**図7** 0歳8か月の男児，口蓋部に水疱性病変が形成されたとのことで受診．透明のプラスチック片が吸啜窩に密着しており，脱落による窒息の危険性があった．歯科用バキュームで受けながら，誤飲・誤嚥をさせないように除去した．

高次の医療機関で早期に治療を要する口腔軟組織の外傷は，**複雑な組織障害を引き起こす**化学的損傷・物理的損傷，**損傷が大血管近傍にまで達している**場合，**異物の迷入**が疑われる場合，である．

## 何をする？
# GP・小児歯科の対応

### 処置の手順

①十分な洗浄による創部の異物除去を行う．擦過傷のみでも，砂などの粒子を創面に付着したまま放置すると，入れ墨のようになる．挫滅の著しい損傷や動物による咬傷では，デブリードマンも重要である．

②1cmを超えるような裂創や深部に及ぶ傷の場合は，縫合処置を行う．口腔内の縫合では**吸収糸の使用が望ましい**．ナイロン糸ではその断端で口の中がチクチクし，また子どもでは抜糸が行いにくいためである．唾液腺の導管を縫合しないように注意し，必要に応じて筋層縫合を行う．皮膚側では丁寧な縫合を心がけ，必要に応じて真皮縫合も行う．小さな異物が迷入している場合や，処置後に嫌気性菌による感染が危惧される場合には，縫合せずに開放創とする場合もある．

③処置中は，異物や血液の誤飲・誤嚥に注意する．子どもでは，異物が口腔内に残留・付着しているような場合もある．

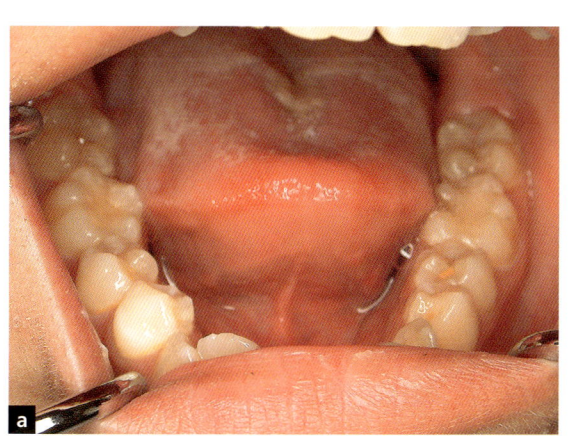
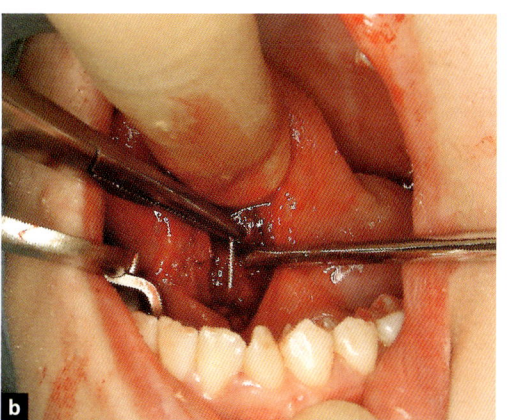
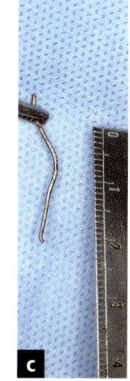

**図8a〜c** 16歳の女子，舌を突出させることができず，摂食障害にて受診（**a**）．慎重に病歴聴取を進めると，2週間前に舌ピアス（自ら耳用ピアスを直線状に伸展させて）を試みていたことが判明．全身麻酔下にて除去した（**b, c**）．

④局所麻酔下にて処置を行なった後は，自らの**口腔内咬傷の危険性**について保護者に注意を促す．投与状況にもよるが，歯科用リドカイン塩酸塩・アドレナリン注射剤で作用時間は1〜2時間，メピバカイン塩酸塩注射液で30分程度である．

# 予後

広範囲に及ぶ外傷や，化学的損傷・物理的損傷を除けば，予後は良好である．

子どもの事故の多くは口腔領域の事故であり，保護者の注意により未然に防げる事例も少なくない．生活環境や保護者の育児態度が重要である．子どもは何でも口に入れ，転びやすく，突拍子もないことをする．

＊外傷による軟組織損傷については『子どもの口と顎の異常・病変 口の粘膜 編』CHAPTER 2 **17** も参照

**参考文献**

1. 宮崎正. 口腔外科学. 東京：医歯薬出版. 1993.

2. 棚橋稚香子，加納欣徳，他. 生石灰乾燥剤による口腔粘膜損傷の1例. 愛院大歯誌 2002；40：583-586.

3. 大渕泰彦，加納欣徳，他. 乳幼児における傷害をともなわなかった口腔内組織外異物の4例. 小児口外 2011；21：77-81.

4. 大渕泰彦，加納欣徳，他. 耳用ピアスの誤用により舌体内に迷入した1例. 日口診誌 2012；25：252-256.

5. 日本口腔外科学会. 口腔外科ハンドマニュアル'16. 東京：クインテッセンス出版，2016.

歯と歯質の
異常・病変

歯列と咬み合わせの
異常・病変

エックス線写真でみえる
異常・病変

歯の外傷・口の外傷

顎関節と顎骨の
異常・病変

学校での歯科健康診断時の
注意事項

## lecture 3　脱臼歯の保存

牧　憲司（九州歯科大学健康増進学講座口腔機能発達学分野）

歯周組織の損傷には，震盪，亜脱臼，不完全脱臼，脱臼がある．

## 震盪

震盪とは，歯の変位・動揺をともなわない歯周組織へのわずかな傷害である．

## 亜脱臼

亜脱臼とは，変位はともなわないが，わずかな動揺がみられる歯周組織への傷害である．

## 不完全脱臼

不完全脱臼とは，陥入以外で歯の動揺が明らかで，視診や触診により，側方あるいは歯軸方向に歯が変位する．

### 側方脱臼

側方脱臼は，視診で歯軸方向以外への変位が確認できる．**図1a〜d** に舌側方向への側方脱臼症例を示す．

### 陥入

陥入とは，歯の歯軸側根尖方向へ変位したものをいう（**図2**）．

#### ①永久歯への対応

**根未完成歯であれば，陥入歯は処置をせず，経過観察することが多い．再萌出しない場合は，装置で牽引し，整復固定する．**

根完成歯の場合は，整復後，約6週間固定を行なう．

根未完成歯・根完成歯ともに歯内療法を要する症例が多く，症状が出た場合に備えて，定期的なリコール時で

### ▍ 側方脱臼

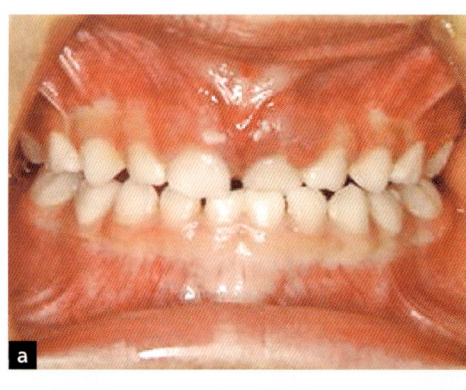
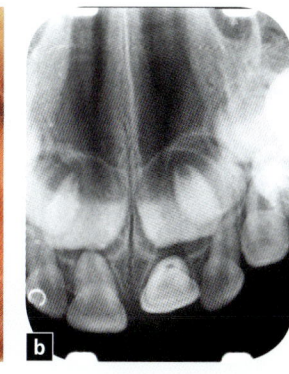

**図1a**　2歳7か月の男児の初診時．⎿1 が舌側に転位している．
**図1b**　初診時のエックス線．

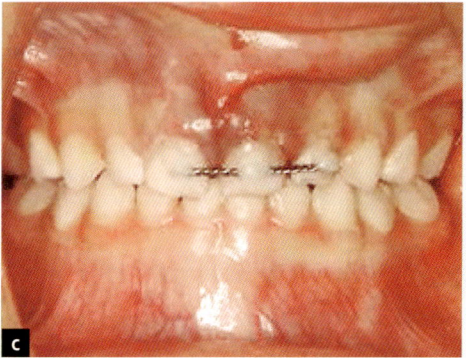
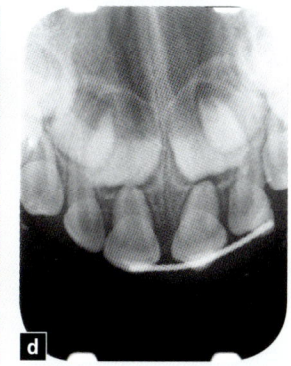

**図1c**　同日，ワイヤーにて暫間固定．
**図1d**　固定後のエックス線写真．

## 陥入

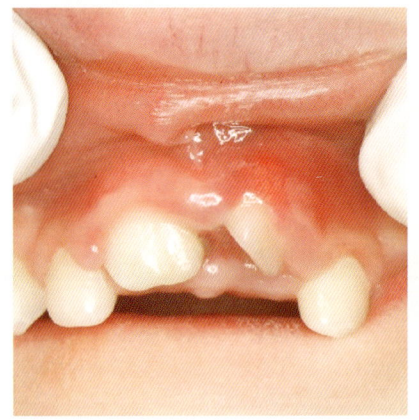 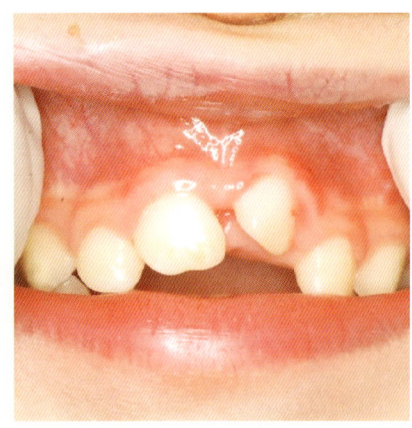 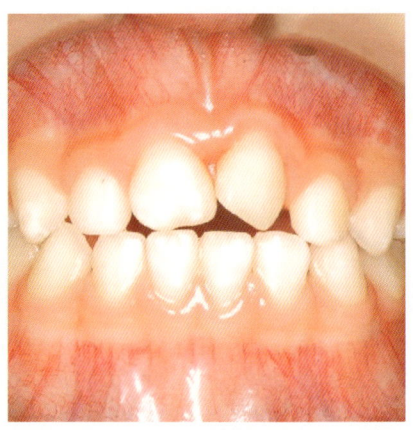

**図2a** 2歳7か月の女児．転倒し，両側乳中切歯が陥入．

**図2b** 2か月後，両乳中切歯ともに再萌出が進む．

**図2c** 両側乳中切歯の再萌出がさらに進む．

の診査が必要である．

### ②乳歯への対応

経過を観察し，自然萌出を待つ（**図2a〜c**）．エックス線画像を元に，受傷した乳歯が後継永久歯と近接してないかどうか，また，後継永久歯に損傷がないかの有無を確認する必要がある．乳歯を抜歯する場合もある．

## 脱落（完全脱臼）

脱落歯は，乾燥を防いで短時間に再植された場合は，歯根吸収を生じにくい（**図3a, b**）．幼若永久歯（根末完成歯）は30分以内の再植で，約80％に歯髄循環が復活する．しかしながら，再植までの時間経過で歯根膜が壊死する可能性が高まるのも事実なので，受傷後の診査（根吸収，骨吸収など）を慎重に継続する．脱落歯の保存方法は，**牛乳**や**歯保存液**に浸けるのが一般的な方法である．**固定期間は通常6週間**程度である．

参考文献

1. 宮新美智世．第13章 歯の外傷．In：白川哲夫，ほか・編．小児歯科学 第5版．東京：医歯薬出版：237-255, 2017.
2. 新谷誠康・編集主幹，有田憲司，ほか・編．小児歯科学ベーシックテキスト 第2版．京都：永末書店，2019：308-325.

## 脱落

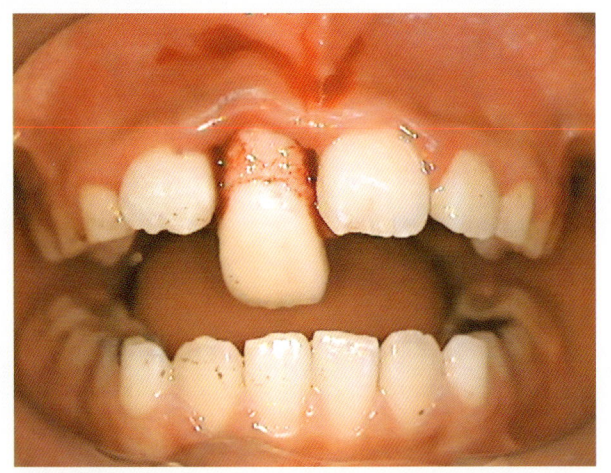 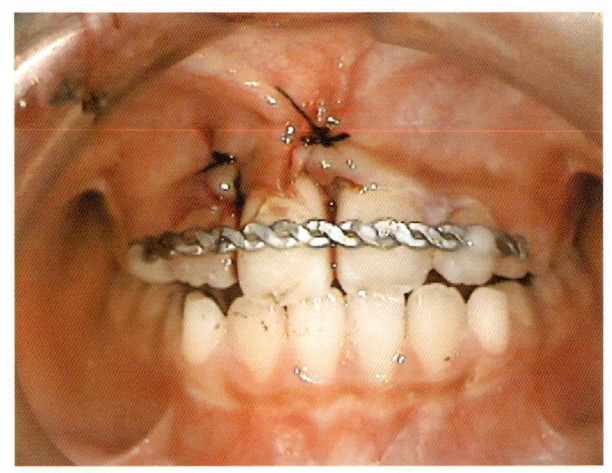

**図3a** 9歳3か月の女児．校庭で転倒し，1時間後に受診した．

**図3b** 再植し，ワイヤー固定した．

# CHAPTER 5

# 顎関節と顎骨の
# 異常・病変

# 1　顎関節症──成人と小児の違い

宮本日出(埼玉県・幸町歯科口腔外科医院)

## 診断するための必要条件

「顎関節症」と診断するための必要条件は,
①顎関節や咀嚼筋など(咬筋, 側頭筋, 内側・外側翼突筋の4筋の他に, 顎二腹筋, 胸鎖乳突筋を含む)の疼痛
②関節(雑)音
③開口障害ないし顎運動異常
の主要症候のうち, 少なくとも1つ以上を有さなくてはならない. よって, 類似の症候を呈する疾患との鑑別が重要となる. とくに子どもでは, 鑑別に苦慮することも少なくなく, 専門家の診断を要することがある.

## 子ども顎関節症の特徴

顎関節は, 全身の多くの関節を覆う硝子軟骨と異なり, 発生学の経緯により**線維軟骨**で覆われている. この軟骨の能力により, 咬合などの**動的環境に順応**できることが, 顎関節の最大の特徴である.

わが国の疫学調査では, 成人男性の16%, 成人女性の21%に顎関節症の可能性を示唆している. 年齢的には, 幼稚園児5%, 小学校低学年8%, 小学校高学年15%, 中学生20%であり, 永久歯列完成頃の10歳代後半から急増し, 20歳代で最初のピークを迎える. つまり, 子どもでは, 大人と比較して顎関節症に罹患することは比較的少ない. しかし, 子どもの顎関節症の診断では, **動的成長期の環境下**にあるため, 特有の症状がある.

成人の顎関節症では各種画像検査が有用な診断手段である. しかし子どもの顎関節症では, 成長期であり, 組織に動的変化をともなっていることから, 病的所見を判断することが困難な場合が少なくない. したがって, 臨床症状を適切に分析し, 診断する必要がある. また, 治療も, 成人と比して大きく異なる. 基本的には子どもの顎関節症では, 成長を優先し, 侵襲の大きい外科的治療などは極力控える.

## 咀嚼筋障害(Ⅰ型)(myalgia of the masticatory muscle)

### 原因

咀嚼筋障害は, 筋肉(咀嚼筋:咬筋, 側頭筋, 内側・外側翼突筋, 顎二腹筋, 胸鎖乳突筋)の痛み(**図1**)である.

**「筋肉痛」の概念で理解する. 障害を受けている部位の筋肉に負荷がかかるときに, 疼痛が生じる. 顎関節そのものには, 問題は生じていない.**

### 何をみる？
### GP・小児歯科の鑑別診断

成人では, 食いしばりなどの習癖があるのを長期にわたり放置すると, 咬筋の肥大により顔貌の変化が生ずる. 筋症状が著しい場合は, 軟性開口障害を呈する.

子どもでは, 咀嚼の主体は**側頭筋**であるため, こめかみ辺りの**偏頭痛**を訴えることが少なくない(**図2**). スマートフォンの普及で姿勢が猫背になる子どもが多くなり,

歯と歯質の異常・病変

歯列と咬み合わせの異常・病変

エックス線写真でみえる異常・病変

歯の外傷・口の外傷

顎関節と顎骨の異常・病変

学校での歯科健康診断時の注意事項

**1** 顎関節症——成人と小児の違い

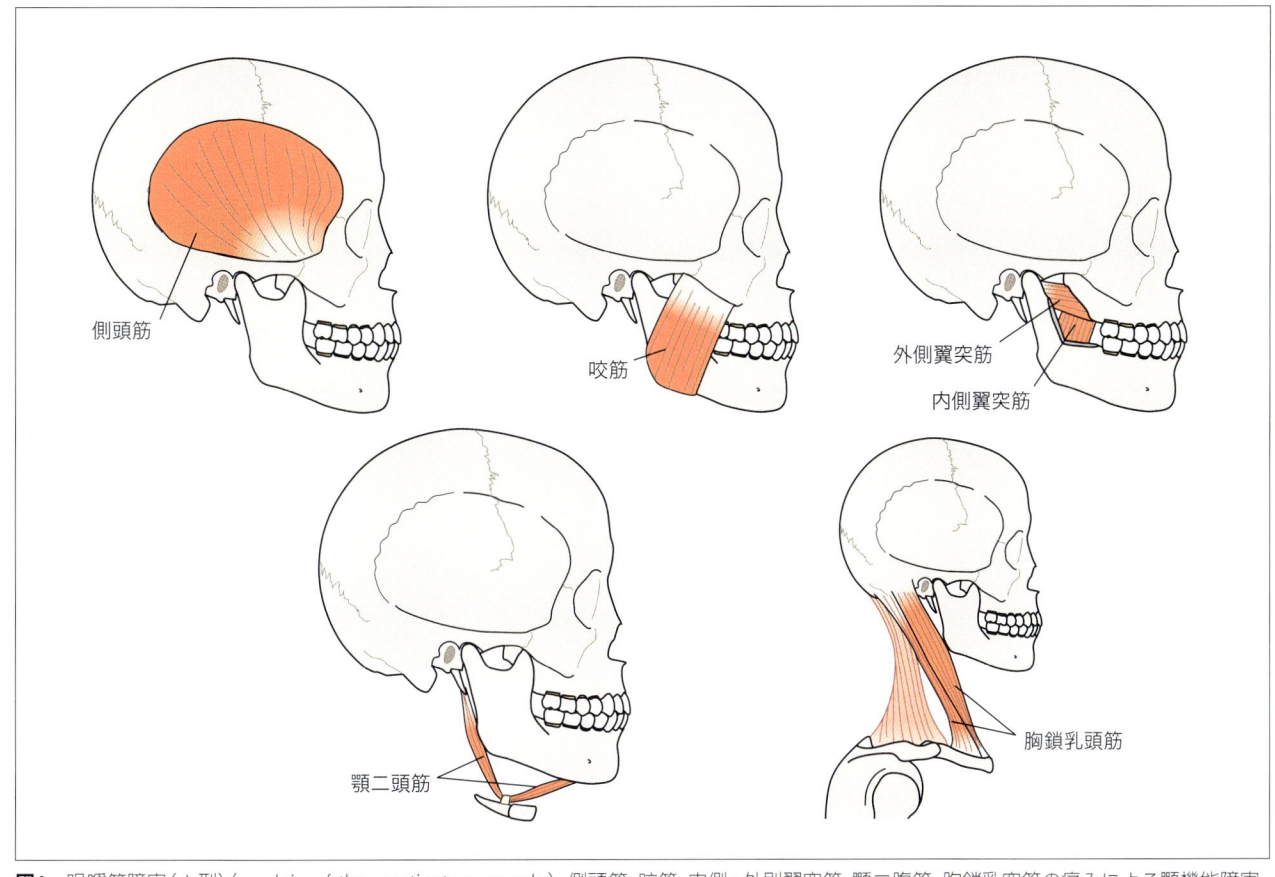

**図1** 咀嚼筋障害（Ⅰ型）(myalgia of the masticatory muscle). 側頭筋, 咬筋, 内側・外則翼突筋, 顎二腹筋, 胸鎖乳突筋の痛みによる顎機能障害.

胸鎖乳突筋の硬直を訴える頻度も増えている.

## 診断のポイント

症状を訴える筋肉を**マッサージ**するように触診すると, 一時的に症状が緩和し, その変化から診断は容易となる. ＊成人と比べ, 子どもの咬筋の発達は未熟であり, Hellman の咬合発育段階の上昇にともない, 咀嚼機能の主体が側頭筋から咬筋へと移行していく. 側頭筋には加齢的成長はほとんどない.

### 何をする？
## GP・小児歯科の対応

## 生活指導

咬唇癖（上顎前歯で唇を咬む動作）や頬杖は, 咀嚼筋に影響を与えるので, 修正する.

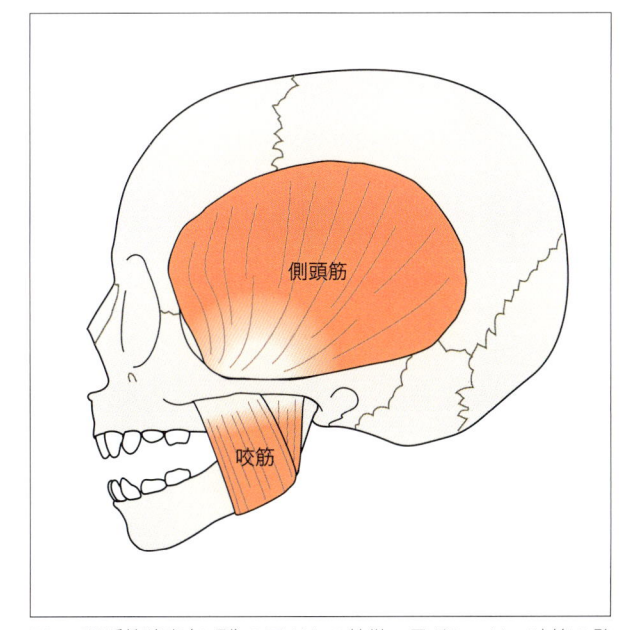

**図2** 咀嚼筋障害（Ⅰ型）の子どもの特徴. 子どもでは, 咬筋の発達が未熟なので, 下顎運動の主体は側頭筋である. 咀嚼筋障害になると, 側頭筋の付着するこめかみ辺りに疼痛が生ずる. 小児偏頭痛では, 咀嚼筋障害の可能性を考慮すべきである.

## 咬合調整

側頭筋は側方運動を司る．よって，明らかな咬合異常，とくに側方運動障害を速やかに除去することで，症状は消失する．子どもの咬筋・側頭筋の特徴から，咀嚼リズムの回復は早い．

＊成人では，初期治療での咬合調整を積極的には行わない．しかし，子どもでは，咬合状態により**積極的咬合調整**が早期解決をもたらすことがある．とくに乳歯列期で乳臼歯咬合面に治療が施されている場合は，**側方運動時**の障害を除去する．第一大臼歯が萌出し，咬合後には慎重に判断する．

# 顎関節痛障害（Ⅱ型）(arthralgia of the temporomandibular joint)

図3a, b　顎関節痛障害（Ⅱ型）(arthralgia of the temporomandibular joint)．外傷により，関節包，関節（外則）靭帯などが障害を受け，滑膜炎の状態となる．
a：左側顎関節を外側からみたところ．
b：左側顎関節を後方からみたところ．

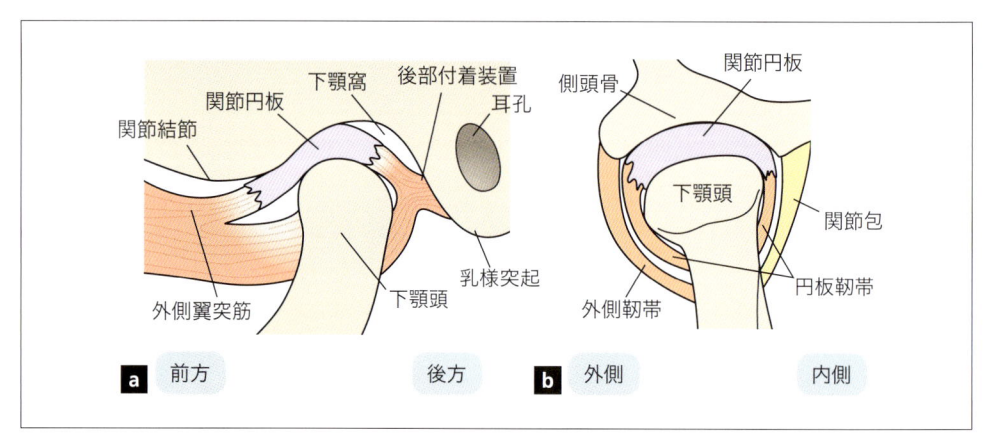

# 原因

顎関節痛障害は，外傷性要因により，関節包，関節（外側）靭帯などが障害を受けた結果の滑膜炎である（**図3**）．

**「捻挫」をイメージする．安静時に症状はなく，運動時に疼痛が生じる．関節内の炎症であり，器質的・構造的障害はない．病態の進行度は，疼痛と比例する．**

何をみる？
# GP・小児歯科の鑑別診断

成人での症状は，顎関節部の圧痛および顎運動時痛を認める．疼痛により，下顎可動域に制限を受ける場合がある．

子どもでの発生頻度は低いが，顎関節部の**圧痛**が特徴となる．しかし腫脹や発赤をともなう場合は，感染性顎関節炎など別の疾患を疑う．また全身的に異常があれば，全身疾患の随伴症状として，関連を疑う．

## 診断のポイント

子どもの顎関節症で，この病態は少なく，本人が圧痛を明確に表現できないことも少なくない．むしろ，**顎関節の疼痛を認める場合は，安易に顎関節症と診断するのではなく**，他の疾患を疑うべきである．

＊出生後は，動的・機能的変化を受けて顎関節は成長する．出生児の下顎窩は1 mm 程度の凹みで，結節もほぼ認められなく平坦である．歯もなく，下顎を左右にコントロールする外側翼突筋の神経機構が未発達なので，下顎運動は不安定である．離乳食が開始され，すりつぶし運動をするようになり，関節結節の形成が促進される．乳歯列期で下顎頭は深くなった下顎窩の中央に位置する．混合歯列期で，下顎窩から関節結節にかけてS字状形態となり，永久歯列期で顎関節の形態は完成する（**図4**）．

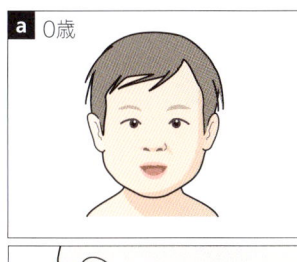
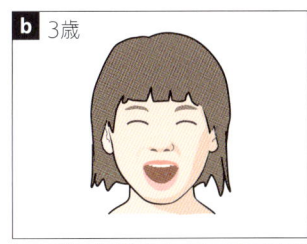
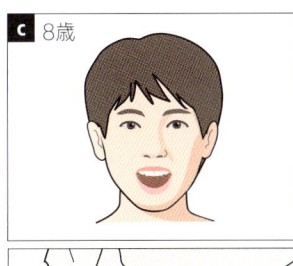
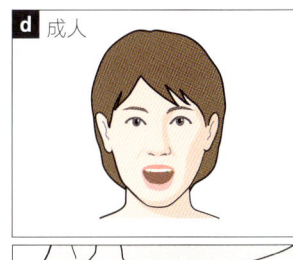
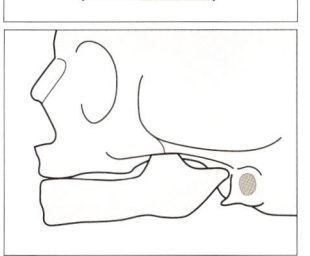
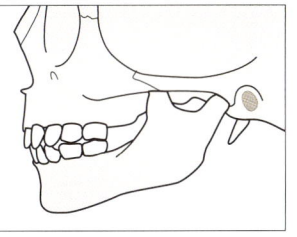
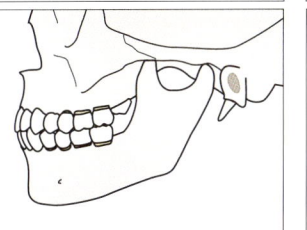
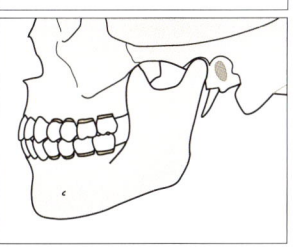

a 0歳　　b 3歳　　c 8歳　　d 成人

**図4**　顎関節痛障害（II型）の子どもの特徴．出生時には顎関節は平坦であり，下顎運動をコントロールする神経機構も未発達であるため，顎運動は不安定である．このため，過度な顎運動が原因で顎関節痛障害となることがある．咬合の完成や，骨組織の成長にともない，顎運動は安定する．

## 何をする？
# GP・小児歯科の対応

　基本的には，症状は**一時的**であるので，**経過観察**とする．症状が著明な場合は，非ステロイド性消炎鎮痛剤を短期経口投与する．非奏功の場合に，スプリント療法を検討する．基本的に予後良好である．成人で行うような関節穿刺をともなう治療は，基本的に控える．

# 顎関節円板障害（III型）
# (disc derangement of the temporomandibular joint)

# 原因

　顎関節円板障害は，**関節円板**の位置がずれることによる．閉口時に関節円板の多くは前方にずれる．開口時に関節雑音（クリック音）がするタイプ（**A**：復位性　with reduction）と，ずれた関節円板が障害となり下顎可動域が制限されるタイプ（**B**：非復位性　without reduction）がある（**図5a**）．

　**メカニズムは異なるが，「膝の屈伸」をイメージする．復位性では，膝に雑音が生じても屈伸は可能である．非復位性では，膝に引っかかり感が生じ，屈伸ができない．無理に屈伸しようとすると，痛みが生ずる．**

## 何をみる？
# GP・小児歯科の鑑別診断

　開口障害を認めた場合は，現病歴から症状の経過を慎重に分析して診断する必要がある．すなわち，顎関節円板障害（**B**：非復位性）の状態になると，開口度は平均30 mm 程度に減少する．しかし，徐々に**開口度が減少する場合**は，「顎関節強直症」などの**他疾患**を考える必要がある．

## 診断のポイント

### ①復位性

　開閉口時の関節雑音（クリック音）で，診断は容易であ

歯と歯質の異常・病変

歯列と咬み合わせの異常・病変

エックス線写真でみえる異常・病変

歯の外傷・口の外傷

顎関節と顎骨の異常・病変

学校での歯科健康診断時の注意事項

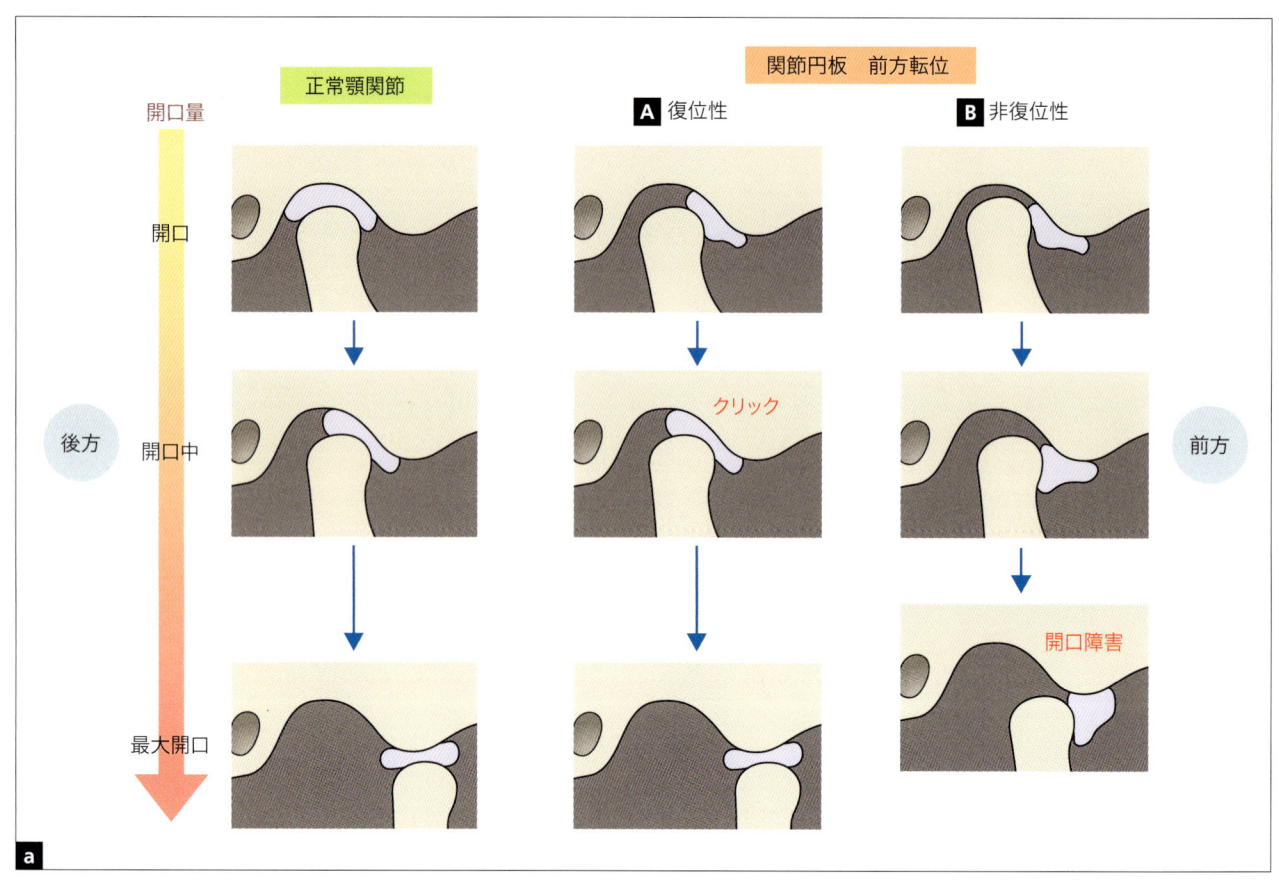

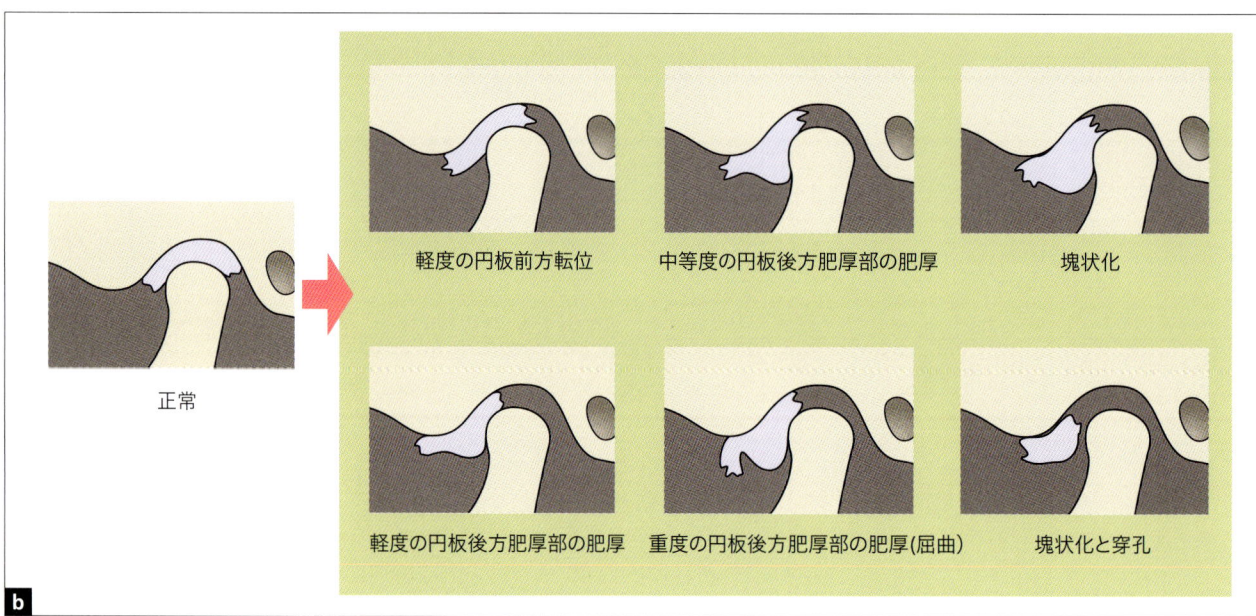

**図5a, b**　顎関節円板障害（Ⅲ型）（disc derangement of the temporomandibular joint）．関節円板の位置がずれることが原因となるもの．多くは，前方にずれる．
**a**：右側顎関節を外側からみているところ．
**b**：左側顎関節を外側からみているところ．前方転位した関節円板の変形の過程．

る．しかし，成人と比べ，クリック音は小さく濁音的に発する．ここで重要になるのが，**疼痛の有無**である．治療や予後を左右する重要因子であるので，咀嚼時の関節疼痛や関節圧痛の有無を調べる．

**②非復位性**

　開口制限の有無が診断のポイントである．ただし動的

歯と歯質の異常・病変

歯列と咬み合わせの異常・病変

エックス線写真でみえる異常・病変

歯の外傷・口の外傷

顎関節と顎骨の異常・病変

学校での歯科健康診断時の注意事項

**1** 顎関節症──成人と小児の違い

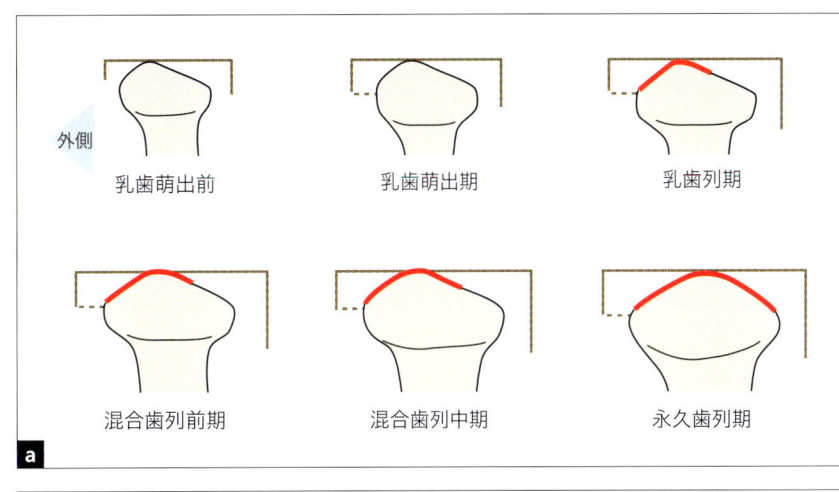

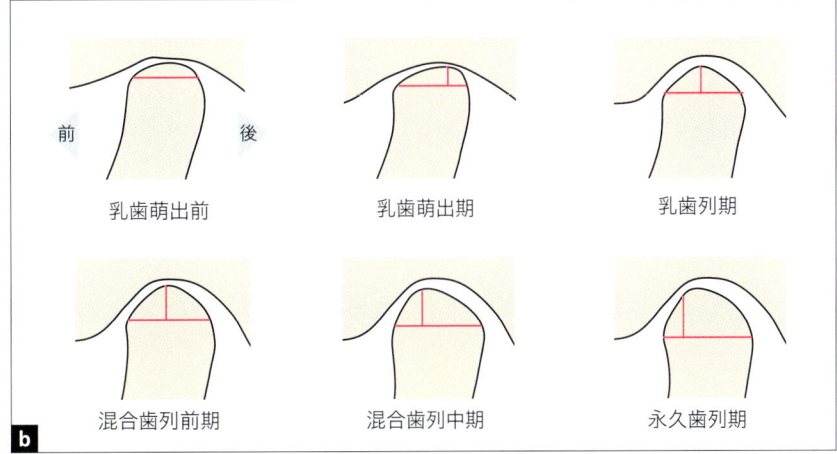

**図6a, b** 成長にともなう下顎窩・下顎頭の変化．歯列の成長にともない，下顎窩と関節頭の間隙は大きくなる．一方，位置関係は，成長にともない，前後に移動する．
**a**：歯列の成長にともなう下顎窩・下顎頭の位置関係の変化．赤線は，下顎頭形態の側方的変化を表す．成長にともない，下顎窩での下顎頭の位置は，外側から内側に変化する．
**b**：歯列の成長にともなう下顎窩・下顎頭の形態の変化．赤線は，下顎頭形態の前後的変化を表す．成長にともない，下顎頭の関節窩との位置関係は，後方から前方に移動する．

成長中であるため，病態は「**A** 復位性」と「**B** 非復位性」を可逆的に変化することがある．
＊下顎の側方可動域は，未発達な状態では広く，成長にともなって可動域は制限される．最大開口度は1歳児で約28 mm，2歳児で34 mmであるが，5歳頃になると急速に大きくなり40 mm前後となる．混合歯列期では，43〜50 mm程度になる．最大開口度は，全身の成長発育との関連が示唆されている．

出生後，数日から関節雑音を認めることもある．これも顎関節の成長の未発達が原因である．歯列の成長とともに，下顎窩と下顎頭は形態的・位置的に変化する（**図6**）．

## 何をする？
# GP・小児歯科の対応

動的成長中には，病態は変化しやすく，成長にともなって症状が軽快することが多いため，基本的には「疾患」として扱う必要がなく，経過観察でよい．

ただし，**咀嚼時の関節疼痛**や**関節圧痛**がある場合には，病態が悪化する可能性が高くなる．この場合は，スプリント治療（スタビライゼイション型）が有効である（**図7**）．ただし，長期間の使用で成長や歯列・咬合に悪影響

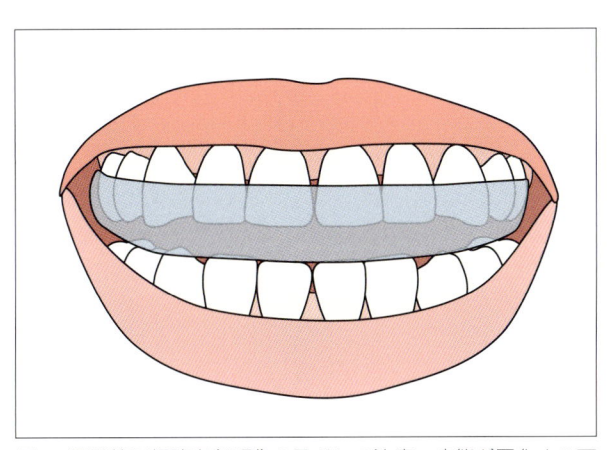

**図7** 顎関節円板障害（Ⅲ型）の子どもの治療．病態が悪化する可能性ある関節疼痛をともなう場合には，スタビライゼイション型スプリント療法が有効な治療手段となる．しかし，成長期であるため，歯列・咬合・顎の状態により，調整・再製を適度に行う（スタビライゼイション型スプリントを口腔内に装着して治療）．

が及ぶので，注意が必要である．また矯正治療が外的要因となる可能性があるので，顎関節への力学的影響を考慮する必要がある．

マニピュレーションも有効な方法ではあるが，病態が不安定であるため，一時的治療となることも，少なくない．成人に適応するような穿刺をともなう治療や，外科的治療は，原則行わない．

# 変形性顎関節症（IV型）<br>(osteoarthrosis / osteoarthritis of the temporomandibular joint)

## 原因

変形性顎関節症は，**退行性病変**，つまり顎関節を構成する軟骨破壊・骨吸収・骨添加・骨変性などである．とくに下顎頭に変化が生じることが多い（**図8**）．

**「変形性膝関節症」のように，画像所見で異常骨変化が認められる．ただし，画像所見だけが陽性で，臨床症状をともなわないものは，診断してはいけない．**

### 何をみる？
## GP・小児歯科の鑑別診断

「変形性顎関節症」は，原因により3つに分類される．老化などが原因となる「一次性」，関節内の原疾患に続発する「二次性」，全身疾患と関連する「全身性」である．子どもの場合は，顎関節に発生する他の疾患をまず考え，次いで，全身との関連，すなわち「全身性変形性顎関節症」を疑う（**表1**）．成人では，関節雑音（クレピタス音）が特徴的な臨床症状であるが，子どもで認めることは希有である．

### 診断のポイント

子どもの顎関節は，動的成長中であるため，永久歯列期に至るまでは，（画像）診断が極めて困難である．いいかえると，子どもでは，顎関節に骨変形が認められる場合は，成長過程での変化であることがほとんどである．それでも変形が認められれば，他疾患や全身検査を慎重に行う．

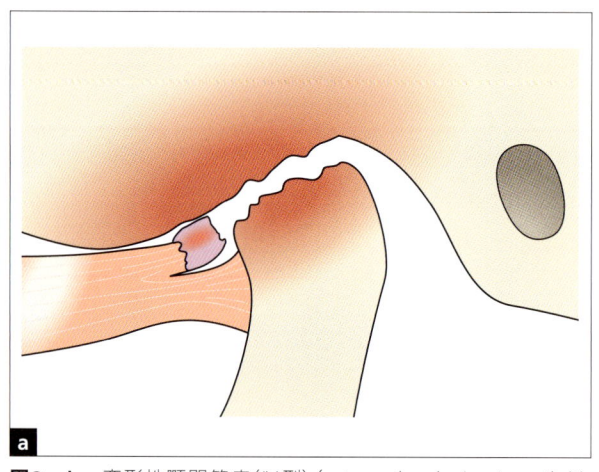

**図8a, b** 変形性顎関節症（IV型）(osteoarthrosis / osteoarthritis of the temporomandibular joint)．左側顎関節の外側を見ているところ．
**a**：変形性顎関節症の発症．非復位性前方関節円板前方転位の穿孔から，退行性変化が生ずる．
**b**：下顎頭の変形の種類．

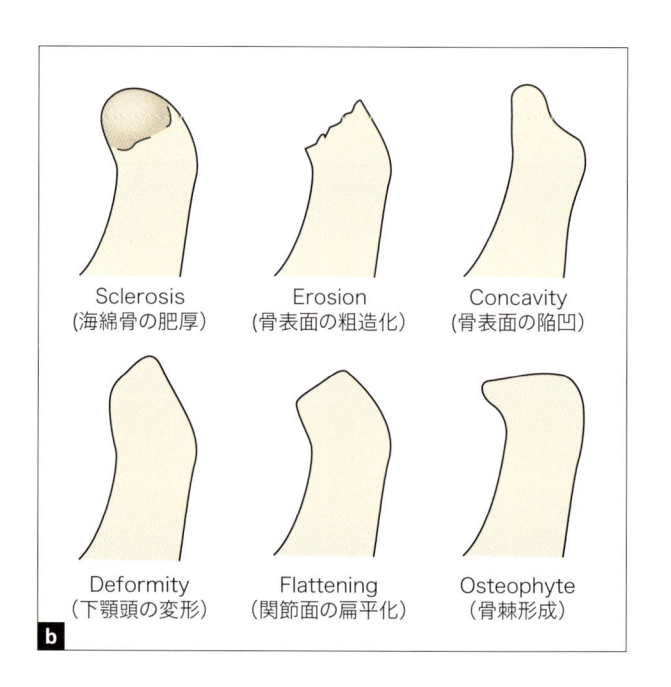

Sclerosis（海綿骨の肥厚）　Erosion（骨表面の粗造化）　Concavity（骨表面の陥凹）

Deformity（下顎頭の変形）　Flattening（関節面の扁平化）　Osteophyte（骨棘形成）

歯と歯質の異常・病変

歯列と咬み合わせの異常・病変

エックス線写真でみえる異常・病変

歯の外傷・口の外傷

顎関節と顎骨の異常・病変

学校での歯科健康診断時の注意事項

## 何をする?
# GP・小児歯科の対応

　「全身性変形性顎関節症」の場合は，全身的に治療アプローチする．「一次性」あるいは「二次性」の「変形性顎関節症」が疑われても，基本的には，経過観察でよい．成長とともに，顎関節が順応する．

**表1** 顎関節の疾患あるいは障害.

| 1 先天異常・発育異常 | 1)下顎骨関節突起欠損<br>2)下顎骨関節突起発育不全<br>3)下顎骨関節突起肥大<br>4)先天性二重下顎頭 |
|---|---|
| 2 外傷 | 1)顎関節脱臼<br>2)骨折(下顎骨関節突起，下顎窩，関節突起) |
| 3 炎症 | 1)非感染性顎関節炎<br>2)感染性顎関節炎 |
| 4 腫瘍および腫瘍類似疾患 | |
| 5 顎関節強直症 | |
| 6 上記に分類困難な顎関節疾患(特発性下顎頭など) | |

＊日本顎関節学会(2013年)より改変・引用

---

# 見落としてはいけない症状，見過ごしてはいけない習慣

## 注意すべき症状

### 外傷による顎関節痛

　顎関節を直接ぶつけることはない．下顎，とくにオトガイ部への外傷が，顎関節へダメージを与える．感覚的に「骨折がなければ軽傷」と診断しがちであるが，骨折をともなわない場合のほうが，むしろ顎関節に重度なダメージを与えていることがある．重度の場合，「顎関節

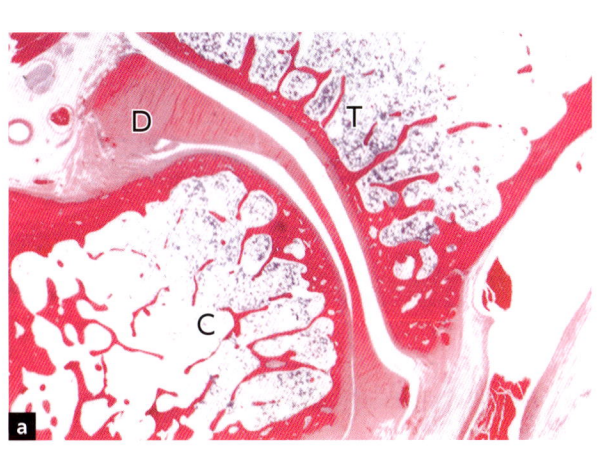

**図9a〜c** 変形性顎関節症の発症における消炎鎮痛剤の効果．正常顎関節(**a**)の外傷後，放置すると，重度の変形性顎関節症(**b**)が発症した．非ステロイド性消炎鎮痛剤の経口投与により，発症は最小限となった(**c**)．**T**:関節窩，**D**:関節円板，**C**:下顎頭，イヌ顎関節．＊参考文献7より転載

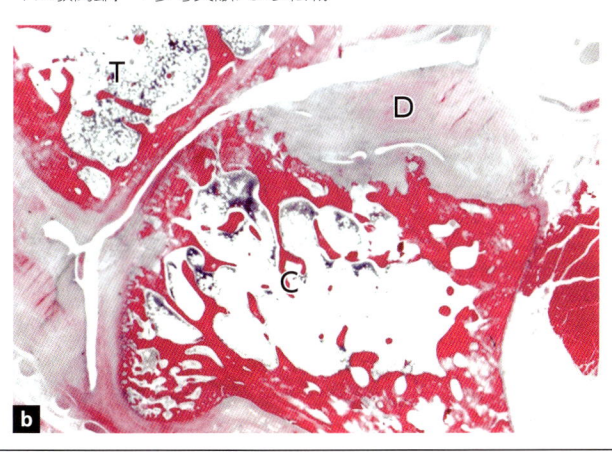

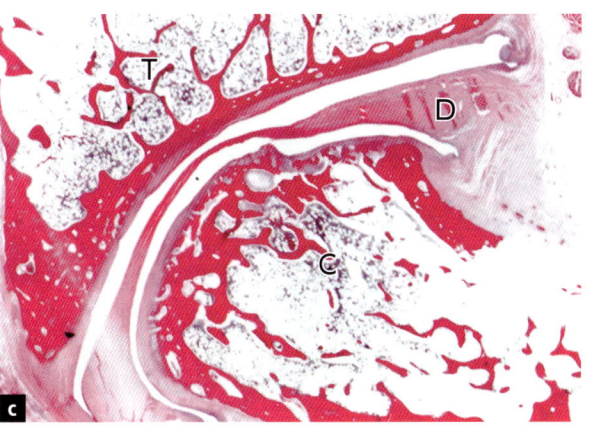

強直症」を惹起する．中等度の場合は，「変形性顎関節症」の原因となる．つまり，下顎への外傷後の顎関節疼痛が著しければ，**非ステロイド性消炎鎮痛剤**（NSAIDS）を経口投与すると，顎関節症の発症は最小限に制限される（**図9**）．

## 最終要因だけが原因ではない

顎関節症の原因には，習癖・咬み合わせ・ストレス・顎関節（筋）の耐久性などがあり，**さまざまな原因の積み重ねで発症**する．積み重ねとなる原因は，容易に取り除くことができることから，対応することが肝要である．

## 食生活

下顎頭は「発育中心」とよばれるほど，顎の成長に影響を与える．とくに，**下顎頭軟骨**がそれを司る．この軟骨を成長させるには，**顎関節への力学的刺激**が必要である．食生活が乱れ，軟食や，ながら食事になると，軟骨の成長が不十分となる可能性がある．

# 注意すべき習慣

つぎの習慣には注意が必要である．

- TCH（tooth contacting habit）：歯を咬み合わせる癖
- 姿勢（猫背，スマートフォン使用時の前傾，うつぶせ読書）
- 頬杖
- 歯ぎしり，くいしばり
- ストレス
- 極度に軟らかいものの食事
- うつぶせ寝，横寝

**参考文献**

1. 一般社団法人　日本顎関節学会編．顎関節症　第1版．京都：永末書店，2013．

2. Sperber GH・著，江藤一洋，後藤仁敏・訳．頭蓋顔面の発生：正常と異常．東京：医歯薬出版，第1版，2000．

3. 「咀嚼筋筋電図による小児の咀嚼機能の評価に関する研究」班・編．小児の咀嚼筋筋電図検査　第1版．東京：財団法人口腔保健協会，1992．

4. Miyamoto H, Shigematsu H, Suzuki S, Sakashita H. Regeneration of mandibular condye following unilateral condylectomy in canines. Journal of Cranio-Maxillofacial Surgery 2004; 32: 296-302.

5. Miyamoto H, Matsuura H, Jones RHB, Kurita K, Goss AN. Unilateral condylectomy in lambs. British Journal of Oral & Maxillofacial Surgery 2001; 39: 304-309.

6. Miyamoto H, Matsuura H, Singh J , Kurita K, Goss AN. Regeneration of mandibular condyle after unilateral condylectomy and myotomy of the masseter in lambs. British Journal of Oral & Maxillofacial Surgery 2002; 40: 116-121.

7. Miyamoto H, Onuma H, Shigematsu S, Suzuki S, Sakashita S. The effect of etodolac on experimental temporomandibualr joint osteoarthritis in dogs. Journal of Cranio-Maxillofacial Surgery 2007; 35: 358-363.

8. Miyamoto H, Sakashita S, Miyata M, Goss AN. Arthroscopic surgery of the temporomandibular joint; comparison of two successful techniques. British Journal of Oral & Maxillofacial Surgery 1999; 37: 397-400.

9. Miyamoto H, Kurita K, Ishimaru JI, Goss AN. A sheep model for temporomandibular joint ankylosis. Journal of Oral & Maxillofacial Surgery 1999; 57: 812-817.

10. Miyamoto H, Kurita K, Ogi N, Ishimaru JI, Goss AN. The effect of an intra-articular bone fragment in the genesis of temporomandibular joint ankylosis. International Journal of Oral & Maxillofacial Surgery 2000; 29: 290-295.

**2** 顎変形症

歯と歯質の異常・病変

歯列と咬み合わせの異常・病変

エックス線写真でみえる異常・病変

歯の外傷・口の外傷

顎関節と顎骨の異常・病変

学校での歯科健康診断時の注意事項

# **2** 顎変形症

生木俊輔，米原啓之（日本大学歯学部臨床医学講座）

　顎変形症には先天的要因と後天的要因があるが，その病態には顎の発育が大きく影響する．通常，顎変形症に対する手術は，成長が終了した時点で行うため，基本的に小児期では顎変形症に対して咬合改善を目的とした顎矯正手術は行わない．しかし，小顎症などで呼吸困難があって生命に影響を及ぼす場合などでは，骨延長などの処置が施されることがある．

## 顎変形症の概論[1~3]

## 原因

①先天性あるいは遺伝性に生じる異常（**図1～5**）.
②出生後の顎顔面の成長発育に障害をきたした変形症（ビタミン欠乏，内分泌障害，扁桃・アデノイド肥厚による口呼吸，異常嚥下癖・指しゃぶりなどの異常習癖，多数歯欠損による不正咬合での歯列不正や咬合異常）.
③顎顔面領域のさまざまな疾患や手術による後遺症としての変形症（顎関節の外傷，顎関節のリウマチ性変形，顎関節の腫瘍や炎症，顔面軟組織の損傷・顔面神経麻痺，顎骨骨髄炎，良性悪性腫瘍・嚢胞性疾患，青年期の下垂体亢進症，唇顎口蓋裂の手術後）.

### 何をみる？
## GP・小児歯科の鑑別診断

　**下顎前突症**，**上顎後退症**，**上顎前突症**，**下顎後退症**，**上下顎前突症**，**開咬症**，**過蓋咬合症**，**顔面非対称**，その他を鑑別する．

　顎変形症患者のほとんどは成人であるが，15歳以下でも診断されることがある[4]．しかし顎変形症患者は，一般的に高年齢化の傾向がある[4, 5].

### 何をする？
## GP・小児歯科の対応

　指しゃぶりなどの**異常習癖**がないか聴き取る．小児期の乳歯・永久歯の早期脱落などにより不正咬合をきたして，顎変形症を生じることがあるので，**小児期の咬合の管理**を行う．

　**保健医療指定機関に認定された歯科矯正科のある施設**，もしくは**顎変形症患者に対応できる口腔外科**のある医療施設へ**患者を紹介**する．

## 口腔外科の対応・テクニック

　**基本的には小児期に顎矯正外科手術は行わない**．しかし，**小顎症**などで**呼吸困難**などの症状がある場合は，適応となることがある．

　一般的な顎変形症の場合には，成長に合わせて必要な保健医療指定機関に認定された歯科矯正科で矯正治療を行い，成長終了後に手術を行う．

## 予後

小児期に小顎症などに対する治療を行った場合，成長による咬合状態の変化が出現することがある．このため成長終了まで経過観察を行い，必要な場合には追加の治療を行う．

顎変形症に対する顎矯正手術後には，術後に後戻りが生じる場合があるので，経過観察が必要である．

顎の変形をきたす代表的**先天性疾患**には，次の6つがある．

# Treacher Collins 症候群[1~3]

## 原因

Treacher Collins 症候群の原因は，常染色体優性遺伝で，第一鰓弓および第二鰓弓の成長発育障害をきたす．

### 何をみる？
## GP・小児歯科の鑑別診断

Treacher Collins 症候群は，第一および第二鰓弓より形成される**下顎骨および頬骨が低形成**となっている．関節突起を中心とした低形成により小下顎症を認めるが，一方で上顎前突となっており，開咬を呈する．口角と外耳孔間の盲瘻を認め，しばしば巨口症，口角上方牽引も合併して認められる．

口腔外の所見としては，眼瞼V字陥凹や，眉毛，涙腺およびマイボーム腺欠如などを認め，耳介奇形および外耳道閉鎖も認められる．**小顎症，上顎正中部突出，外眼部下垂，頬骨低形成**などにより，この疾患特有の顔貌を呈する（**図1**）．

### 何をする？
## GP・小児歯科の対応

口腔衛生管理，う蝕処置を行う．

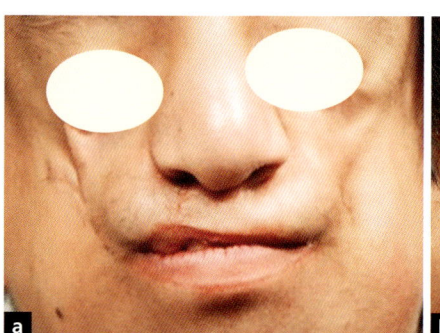
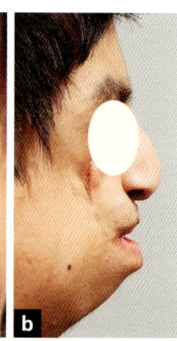

**図1** Treacher Collins 症候群写真（正貌，側貌）．＊写真提供：星和人教授（東京大学医学部）

## 口腔外科の対応・テクニック

巨口症に対して口角形成術を行う場合があるが，口角と外耳孔間の盲瘻や小耳症などの耳介奇形もともなうことから，形成外科との連携した治療が必要である．小耳症に対しては学童期に肋軟骨移植術による耳介形成術を行う．外耳道閉鎖に対しては，耳鼻咽喉科で聴力検査などを行って閉鎖の状況を判断したうえで，外耳道形成術や鼓室形成術などの治療を行う．眼瞼V字陥凹や，眉毛・涙腺・マイボーム腺の欠如に対しては，眼科および形成外科において治療を行う．

顎変形症に対する治療は，成長期には行わず，成長終了後に上下顎骨切手術により咬合の再建を行う．関節突起の低形成が著しい症例においては，骨延長や骨移植による治療を検討する場合もある．

**2** 顎変形症

歯と歯質の
異常・病変

歯列と咬み合わせの
異常・病変

エックス線写真でみえる
異常・病変

歯の外傷・口の外傷

顎関節と顎骨の
異常・病変

学校での歯科健康診断時の
注意事項

## 予後

Treacher Collins 症候群では全身的障害は認められな

いため，生命予後は良好である．顔面形態の整容的な回復が重要であり，成長段階に合わせて整容的改善を目的として追加治療が行われることが多い．

# Pierre Robin 症候群[1~3]

## 原因

Pierre Robin（ピエール・ロバン）症候群は，遺伝性または胎性期の障害が原因と考えられ，下顎低形成をきたす．

### 何をみる？
## GP・小児歯科の鑑別診断

Pierre Robin 症候群では，下顎低形成による小顎症（鳥貌），下顎後退症，口蓋裂，舌後退，舌根部沈下を認める．**小顎症，口蓋裂，舌根部沈下**が3主徴とよばれる（**図2**）．小顎症，下顎後退症，舌根部沈下の相互作用により気道が狭小となり，呼吸困難（吸気気道閉鎖），チアノーゼを呈することが多い．出生時より呼吸困難が生じる場合もある．成長発育において嚥下困難，栄養障害を呈することも多い．口腔外の所見としては漏斗胸がみられる．

### 何をする？
## GP・小児歯科の対応

口蓋裂・嚥下障害などにより経口的に哺乳が困難な場合には，経管栄養を行う．口腔衛生管理，う蝕処置を行う．

## 口腔外科の対応・テクニック

出生直後に呼吸困難を認める場合には，直ちに気管切開により気道確保を行う．気管切開を行わずとも気道確保が行える症例もみられるが，舌根部沈下により気道閉塞を来たす場合もあるため，厳重な注意が必要であり，症例によっては舌縫合などによる舌牽引を持続的に行う必要がある．小顎症が著しく，気道確保が必要な場合には，幼少期に骨延長術による下顎前方移動が必要な場合もある．口蓋裂に対しては通常と同じく，1歳6か月か

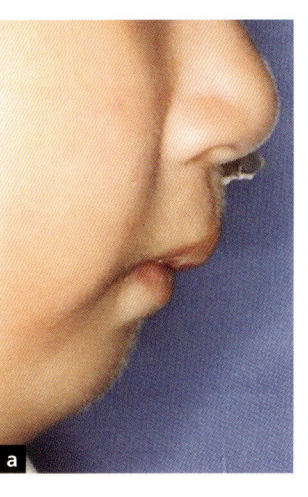
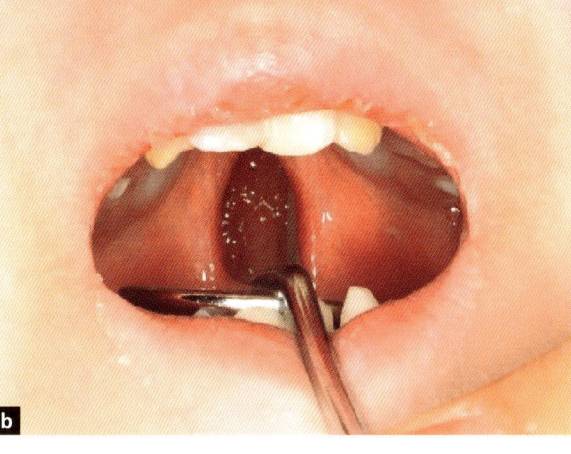

**図2** Pierre Robin 症候群写真（側貌，口蓋裂）．＊写真提供：星和人教授（東京大学医学部）

ら2歳に口蓋形成術を行うが，嚥下困難などにより発育が遅滞している場合には，発育を待って治療を行う．成長終了後に最終的な咬合再建のための顎変形症に対する上下顎骨切手術などを行うが，下顎骨の低形成に対して骨移植術などの併用が必要な場合もある．漏斗胸に対しては，形成外科的な手術を行うが，呼吸機能に障害のない場合が多いため，通常は十分に発育して全身状態が安定した時点で行われる．

## 予後

気道が確保され，経口摂取が可能となることが成長・発育に重要である．小顎症などに対して手術を行った場合には，成長にともなう咬合状態などの変化について経過観察が必要である．

# Crouzon 症候群[1~3]

## 原因

Crouzon（クルーゾン）症候群の原因は常染色体優性遺伝で，頭蓋縫合早期癒合による頭蓋顔面骨発育異常をきたす．

### 何をみる？
## GP・小児歯科の鑑別診断

頭蓋縫合早期癒合により頭蓋変形を呈するとともに，

上顎骨など中顔面低形成異常も認め，特徴的な顔貌を呈する．顔面に認められる症状では，**上顎骨の低形成，相対的な下顎前突，高口蓋，無歯症，咬合異常**などがある（**図3**）．眼の症状も特徴的であり，眼球突出，両眼開離，外斜視を認める．その他に気道狭窄，鷲鼻，外耳道閉鎖なども認められる．頭蓋内圧亢進により，頭部エックス線写真上の指圧痕が認められ，頭蓋内圧亢進症状として頭痛・嘔吐が出現する．また，てんかんや精神発達遅滞なども認める（**表1**）．

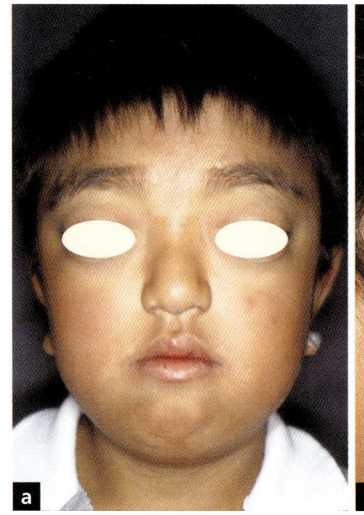
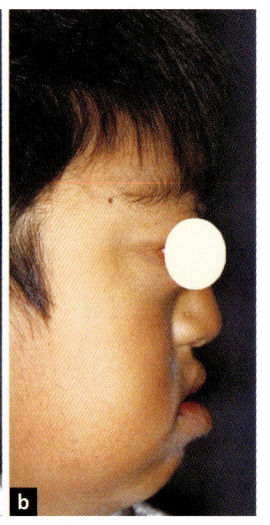

**図3** Crouzon 症候群写真（正貌，側貌）．

**表1** Crouzon 症候群の特徴．

| | Crouzon 症候群の特徴 |
|---|---|
| 原因 | 常染色体優性遺伝 |
| 頭蓋縫合 | 頭蓋縫合早期癒合<br>頭蓋内圧亢進<br>頭蓋変形 |
| 眼症状 | 眼球突出<br>両眼開離 |
| 顔面骨 | 上顎骨低形成<br>高口蓋，無歯症，<br>咬合異常 |
| その他 | 気道狭窄，鷲鼻<br>外耳道閉鎖，てんかん<br>精神発達遅滞 |

**2** 顎変形症

歯と歯質の
異常・病変

歯列と咬み合わせの
異常・病変

エックス線写真でみえる
異常・病変

歯の外傷・口の外傷

顎関節と顎骨の
異常・病変

学校での歯科健康診断時の
注意事項

## 何をする？
# GP・小児歯科の対応

　口腔衛生管理．う蝕処置を行う．

# 口腔外科の対応・テクニック

　気道狭窄による呼吸障害重症例では，気管切開による気道確保が行われる．頭蓋変形に対しては，脳神経外科および形成外科により頭蓋骨拡大形成術や頭蓋延長器装着による骨延長術などが行われる．咬合再建のための治療として，成長終了後に最終的な咬合再建のための顎変形症に対する上下顎骨切手術などを行うが，眼窩周囲の形成術や頭蓋骨形成手術と同時に行われる場合もある．外耳道閉鎖に対しては，耳鼻咽喉科により検査および治療が行われる．

# 予後

　脳神経学的な病態の状態が生命予後に大きく影響する．顔面形態や咬合状態の改善で手術を行った場合には，成長にともない形態や咬合状態が変化するため，経過観察が必要である．

# Apert 症候群[1〜3]

# 原因

　Apert（アペール）症候群の原因は常染色体優性遺伝で，頭蓋縫合早期閉鎖による頭蓋変形を呈する．

## 何をみる？
# GP・小児歯科の鑑別診断

　頭蓋冠状縫合早期閉鎖により，頭蓋内圧亢進による神経学的症状および塔状頭蓋，幅広前額など頭蓋骨変形を認める．顔面骨においても**上顎の低形成**，**高口蓋**，**口蓋裂**が認められる．Crouzon 症候群と同様に，眼球突出，両眼開離などを認め，精神発達遅滞や外耳道閉鎖も認められる．Apert 症候群に特有な所見として四肢異常があり，骨性合指症，多指症，彎指などを認める．また，先天性心疾患の合併も多い．

## 何をする？
# GP・小児歯科の対応

　口腔衛生管理．う蝕処置を行う．

**表2**　Apert 症候群の特徴．

| | Apert 症候群の特徴 |
|---|---|
| 原因 | 常染色体劣性遺伝 |
| 頭蓋縫合 | 頭蓋冠状縫合早期閉鎖<br>頭蓋内圧亢進<br>頭蓋変形 |
| 眼症状 | 眼球突出<br>両眼開離 |
| 顔面骨 | 上顎骨低形成<br>高口蓋，口蓋裂<br>咬合異常 |
| その他 | 四肢異常（骨性合指症，多指症，彎指）<br>先天性心疾患<br>精神発達遅滞<br>外耳道閉鎖 |

## 口腔外科の対応・テクニック

Crouzon 症候群と同様に，気道狭窄による呼吸障害重症例では，気管切開による気道確保が行われる．先天性心疾患の合併が多いため，その評価が重要である．頭蓋変形に対しては，脳神経外科および形成外科により頭蓋骨拡大形成術や頭蓋延長器装着による骨延長術などが行われる．咬合再建のための治療として，成長終了後に最終的な咬合再建のための顎変形症に対する上下顎骨切手術などを行うが，眼窩周囲の形成術や頭蓋骨形成手術と同時に行われる場合もある．外耳道閉鎖に対しては，耳鼻咽喉科により検査および治療が行われる．四肢の骨性合指症，多指症，彎指などに対しては，整形外科および形成外科において形成手術が行われる．

## 予後

脳神経学的な病態の状態が生命予後に大きく影響する．顔面形態や咬合状態の改善で手術を行った場合には，成長にともない形態や咬合状態が変化するため，経過観察が必要である．

# Goldenhar 症候群（第一・第二鰓弓症候群）[1~3]

## 原因

Goldenhar（ゴールデンハー）症候群では第一および第二鰓弓に異常が生じ，これら鰓弓より形成される骨および軟部組織に発育障害が生じる．

### 何をみる？
## GP・小児歯科の鑑別診断

第一および第二鰓弓より形成される下顎，口唇，頬部および耳介に形態異常を認める．多くは**片側性**で，**上顎骨，頬骨，下顎骨の低形成（下顎枝低形成）および横顔面裂による顔面非対称**を認める．また，**小耳症や副耳など耳介奇形，中耳の異常や外耳道閉鎖**を認める．その他，口腔においては，舌軟口蓋形成不全，鼻咽腔閉鎖不全を認めることが多く，口腔以外では眼球結膜類皮腫や頸椎異常（片側頸椎欠損，後頭骨環椎癒合）を認める（**図4**）．

### 何をする？
## GP・小児歯科の対応

口腔衛生管理，う蝕処置を行う．

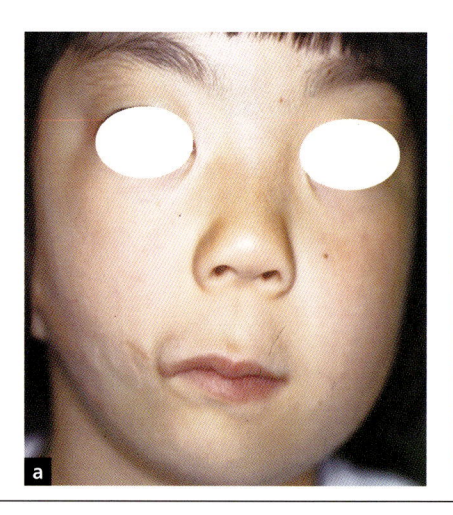
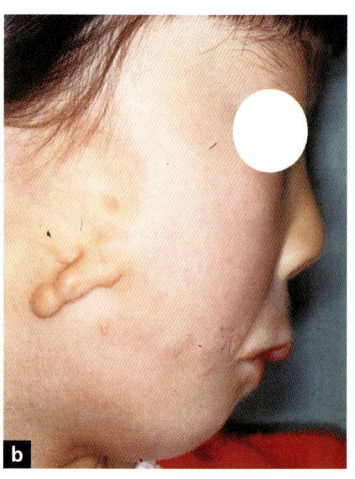

**図4** Goldenhar 症候群写真（正貌，側貌）．

## 口腔外科の対応・テクニック

　乳幼児期に巨口症に対して口輪筋再建による口角形成術を行う．耳介変形については，副耳は乳幼児期に形成術を行う場合もあるが，小耳症に対しては，耳介の成長がほぼ終了して，また肋軟骨が十分量採取可能となる8歳以降に耳介形成術が行われる．中耳の異常による難聴や外耳道閉鎖に対しては，耳鼻咽喉科による検査および治療が行われる．下顎骨低形成に対しては，成長終了後に上下骨切手術による咬合再建が行われる．また，頬部など顔面軟部組織の萎縮による変形が高度な場合には，筋肉や真皮脂肪など血管柄付き遊離組織移植が行われる．

## 予後

　Goldenhar 症候群では全身的障害は認められないため，生命予後は良好である．顔面形態の整容的な回復が重要であり，成長段階に合わせて整容的改善を目的として追加治療が行われることが多い．

## Down 症候群[1~3]

### 原因

　Down 症候群は，21染色体の trisomy が原因で，母体年齢が高いほど発生頻度が高い．

### 何をみる？
### GP・小児歯科の鑑別診断

　Down 症候群は，身体的発育遅滞，特徴的顔貌，軽度知的障害を認める．口腔領域では，**高口蓋**，**口蓋裂**，**下顎前突**，**小口症**，**歯の萌出遅延**，**歯列不正**，**巨大舌**，**溝状舌**などを認める．他に顔面では外眼角がつり上がった目，両眼開離，鞍鼻などが認められる．その他には，知能障害，低身長，手の猿線など四肢奇形，先天性心奇形，関節障害，滲出性中耳炎，難聴および睡眠時無呼吸症候群などが認められる．先天性心疾患以外にも，白内障や甲状腺機能異常など合併も多く，また，糖尿病や高血圧などを若年期より発症する場合も多い（**図5**）．

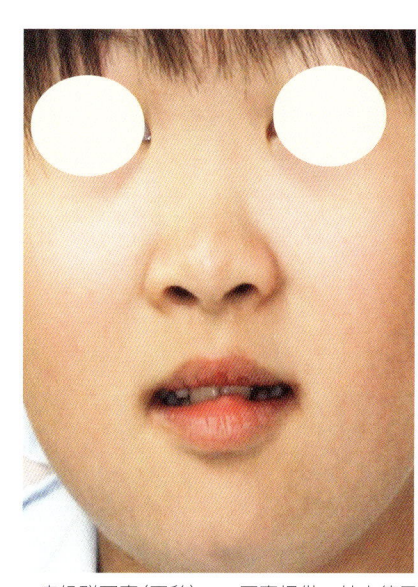

**図5**　Down 症候群写真（正貌）．＊写真提供：外木徳子博士（外木小児歯科医院）

### 何をする？
### GP・小児歯科の対応

　知的障害があり，合併疾患も多いため，口腔衛生管理・う蝕処置は重要である．

歯と歯質の異常・病変

歯列と咬み合わせの異常・病変

エックス線写真でみえる異常・病変

歯の外傷・口の外傷

顎関節と顎骨の異常・病変

学校での歯科健康診断時の注意事項

## 口腔外科の対応・テクニック

先天性心疾患の評価を行ったうえで，口蓋形成術を行うが，発育状態に合わせて手術時期を決定する．下顎前突など顎変形症に対する治療は，通常と同様に成長終了後に行われるが，精神発達の状態や全身的合併症の状態を検討して治療を行う必要がある．

## 予後

本疾患では先天的心機能異常や身体・精神発達遅滞など全身的合併疾患が多くみられるため，これらの病態が生命予後に影響する．

# 小児における睡眠時無呼吸症候群との関連[6]

## 原因

小児における睡眠時無呼吸症候群の原因は，アデノイド，口蓋扁桃肥大である．

### 何をみる？
## GP・小児歯科の鑑別診断

口腔内から口蓋扁桃の視診，開咬などの顎変形症の確認，睡眠障害の有無の聴取を行う．

### 何をする？
## GP・小児歯科の対応

小児科と耳鼻咽喉科へ紹介する．

## 口腔外科の対応・テクニック

小児科と耳鼻咽喉科へ紹介する．成長終了後に睡眠時無呼吸症候群に対して顎矯正手術を行うことがある．

## 予後

睡眠時無呼吸による日常生活や学習に対する影響が改善されれば，予後は良好である．

**謝辞**

症例写真を提供いただきました，星　和人教授(東京大学医学部)，ならびに外木徳子博士(外木小児歯科医院)に深謝致します．

**参考文献**

1. 工藤逸郎・監修，大木秀郎，ほか・編集. 口腔外科学　第5版. 東京：学建書院，2016：77-84.
2. 髙橋庄二郎，ほか・編. 顎変形症治療アトラス　第1版. 東京：医歯薬出版，2001：17-24.
3. 白砂兼光，古郷幹彦・編. 口腔外科学　第3版. 東京：医歯薬出版，2010：70-75.
4. 豊嶋恵，小川麻衣，有馬詩織，加藤萌子，高橋康代，馬谷原琴枝，清水典佳. 日本大学歯学部付属歯科病院歯科矯正科における実態調査：顎変形症患者数及びその分布について. 日大歯学 2017；91：7-12.
5. 鈴木剛史，川元龍夫，山田大輔，北村良平，富永直子，福岡裕樹，森山啓司. 東京医科歯科大学顎顔面矯正学分野における30年間の顎編化粧治療に関する検討. 日顎変形誌 2010；20：220-227.
6. 相澤直孝. 小児睡眠呼吸障害診療の現状と今後の展望. 新潟医学学会雑誌　2017；131(4)：199-206.

# 学校での歯科健康診断時の注意事項

# 1　学校での歯科健康診断時の注意事項

井上美津子，島田幸恵(昭和大学歯学部小児成育歯科学講座)

## 最近の学校歯科健診の流れ

　幼稚園から高等学校まですべての学校では，学校保健安全法に基づいて「毎学年定期に児童生徒等の健康診断を行わなければならない」と定められている．従来は年1回の学校健診であったが，最近では年2回行う学校も増えており，歯科健康診断もこの一環として実施されている．学校における歯・口腔の健康診断では，歯科医学的な立場からの確定診断を行うというより，児童生徒の歯・口腔の状態を「健康」「要観察」「要医療」にスクリーニングすることに重点が置かれている[1]．

　また，2013年に文科省に設置された「今後の健康診断の在り方に関する検討会」から出された意見では，「健康診断の目的と役割は，健康志向の観点から子どもの疾病リスクをスクリーニングし，その健康状態を把握するとともに，学校での健康課題を明らかにし，健康教育の充実に役立てることである」と明記された．すなわち，学校における歯・口腔の健康診断は，単にう蝕や歯肉炎を検出するだけでなく，児童生徒が健康診断の体験を通じて，自分の歯・口の状態を把握し，健康の保持増進への意識や態度を育成していくことが重要とされている．幼児期から学童期のう蝕が著しく減少してきた現状では，疾病のスクリーニングばかりでなく，歯・口の状態の把握から健康教育につなげるというところにも重点が置かれている．

## 保健調査票の活用

　健康診断に際しては，事前に児童生徒の歯・口の状態を把握しておくことが望ましい．2016年からは，小学校から高等学校まで，事前に保健調査を実施することが義務付けられている．保健調査票の歯科の項目としては，顎関節の痛みや開口障害，歯並びの不正，歯肉からの出血，歯の痛み，食べ物の飲み込みにくさ，口臭の有無，CO・GO の認知度などが挙げられている[1]．

## 歯科健診項目とチェックすべき事項・事後措置

### 姿勢・顔面・口の状態

　口を閉じて姿勢を正した状態で，姿勢，顔面，口の状態を診る．脊柱の側彎や顔の左右対称性，顔色の異常，**口唇閉鎖の状態**などをチェックし，**口呼吸の有無**なども確認しておくとよい．側彎や顔の非対称は，咬合の問題と関連していることが多い．また顔面や口腔周囲の傷などから**身体的虐待の疑い**の徴候を見逃さないようにする必要もある．

### 顎関節

　事前の保健調査票から，「**顎関節(雑)音**」の有無や，「口が開きにくい(**開口障害**)」「顎が痛い(**顎関節痛**)」などの症状の訴えがあるかどうかをチェックしておく．

　健診では，顎関節部に指を当て，口を開閉させて顎関節の状態を検査するが，顎関節(雑)音や開口時の下顎の偏位などがあっても実際の自覚症状がない場合は，経過観察を行い，開口障害や顎関節痛がみられる場合には歯科受診を勧める．また，顎偏位の原因が臼歯部交叉咬合などの不正咬合にあると判断された場合は，矯正歯科での相談を勧める．小学校高学年以上になると，第二大臼歯や第三大臼歯の萌出時に臼歯部の咬合が変化しやすく，また受験などによるストレスも加わると，顎関節にトラブルが起こりやすくなる．「要観察」「要医療」の者には，事後措置として日常生活指導を行う必要がある．

歯と歯質の異常・病変

歯列と咬み合わせの異常・病変

エックス線写真でみえる異常・病変

歯の外傷・口の外傷

顎関節と顎骨の異常・病変

学校での歯科健康診断時の注意事項

**1** 学校での歯科健康診断時の注意事項

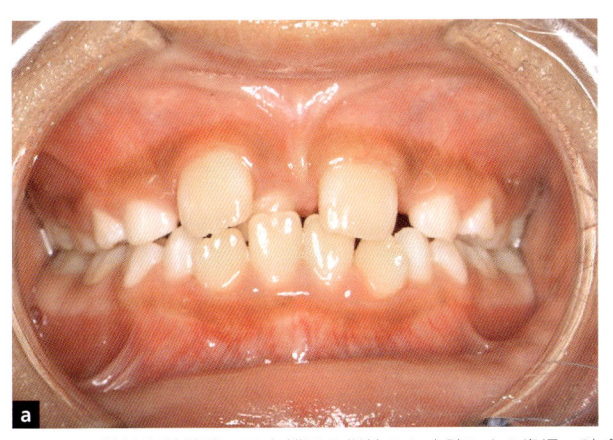
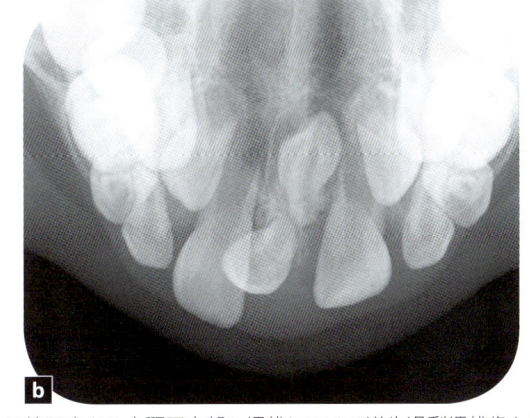

**図1a, b** 学校歯科健診で正中離開を指摘され来院した8歳児. 咬合法エックス線写真から上顎正中部に埋伏している逆生過剰埋伏歯と順生過剰歯が認められた.

## 歯列・咬合

事前の保健調査票から「歯並びが気になる」かどうかをチェックしておく. 歯列・咬合の検査では, **反対咬合**(下顎前突), **上顎前突, 開咬, 叢生, 正中離開**, その他(過蓋咬合, 交叉咬合, 鋏状咬合など)をみて「0：異常なし」「1：定期的観察が必要」「2：専門医(歯科医師)による診断が必要」を判定する. 明らかな不正咬合は医療機関での相談を勧める.

また, 顕著な正中離開がみられる場合には, 単なる歯列の問題だけでなく, 正中過剰埋伏歯や側切歯の先天欠如の可能性もあるため, 早めの歯科受診を促す必要がある(**図1**). 開咬や上顎前突では, 口腔習癖(吸指癖や口唇閉鎖不全, 口呼吸, 舌癖など)との関連も疑われるため, 事後措置として口腔習癖の有無をチェックして指導を行う必要がある. 臼歯部交叉咬合では頬杖や睡眠態癖などの習癖との関連も考えられるため, 習癖のチェックや指導が必要となる[2].

## プラークの付着状態

プラークの付着状態は, 前歯部のプラークの付着状態から「0：ほとんどなし」「1：歯面の1/3以下」「2：歯面の1/3を超える」に判定する. プラークの多い者に関しては, 事後措置として歯磨き習慣や歯肉炎との関連をみながら, 歯口清掃指導につなげる.

## 歯肉の状態

事前の保健調査票から, 歯肉出血や口臭の有無をチェックしておく.

前歯部の歯肉の状態を検査して「0：異常なし」「1：定期的な観察が必要(GO)」「2：専門医(歯科医師)による診断が必要(G)」に判定するが, 中等度以上の歯肉炎や歯石沈着をともなう歯肉炎はGと判定して歯科受診を促す. 軽度な歯肉炎で歯石沈着がなく, 歯磨きによって炎症の改善が期待できる場合はGO(要観察歯肉)と判定し, 事後措置として歯口清掃指導と経過観察を行う. 「口臭あり」の場合は, 歯周炎に進行していないか(歯の動揺や排膿の有無)のチェックも必要である.

## 歯の状態

### ①現在歯の状態

口腔内に萌出しているすべての乳歯・永久歯をチェックする.

反対側の同名歯が完全萌出しているのに, まだ萌出していない永久歯については, 萌出障害や発育遅延, 囊胞などが疑われ[3], また乳歯が残存している場合は, 後継永久歯の先天欠如も疑われるため, 歯科受診してもらうことが望ましい(**図2**).

### ②う蝕

個々の歯の検査から, **未処置歯**(C), **処置歯**(○), う蝕による**喪失歯**(△), **要注意乳歯**(×), **要観察歯**(CO)を判定する. 事前の保健調査票で「歯がしみたり痛む」という場合には, 歯髄炎に進行したう蝕を疑い, 早めの受診を勧める. 一方, COはう窩は確認できないが, う蝕の初期症状が認められる歯のため, 放置すると, う蝕に進行しやすい. 事後措置としては, 学校において生活

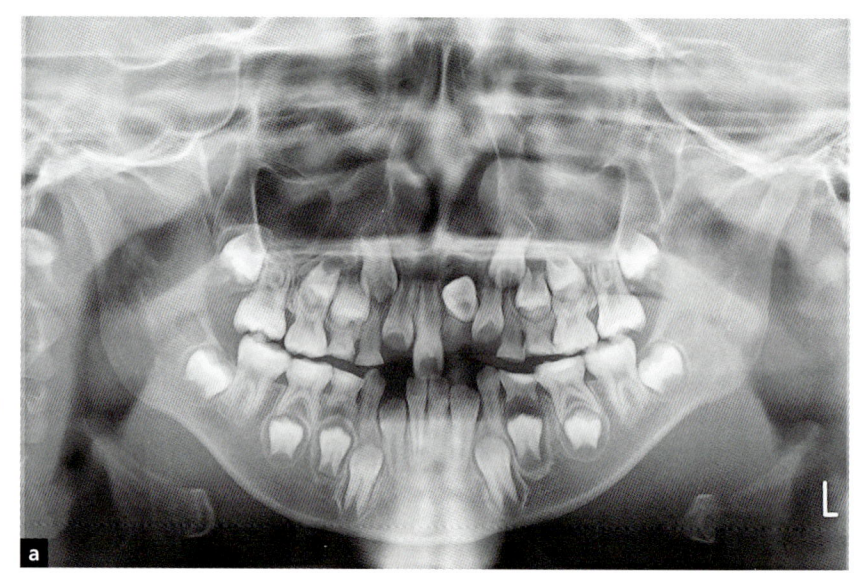

**図2a, b**　学校歯科健診で⌊1 の未萌出のため受診を勧められ，来院した7歳児．保護者は⌊A のう蝕には気がついていたが，乳歯のため放置していたという．撮影したパノラマエックス線写真からは，⌊1 の水平埋伏が認められ，歯冠周囲には透過像が存在し，嚢胞性変化も示唆された．

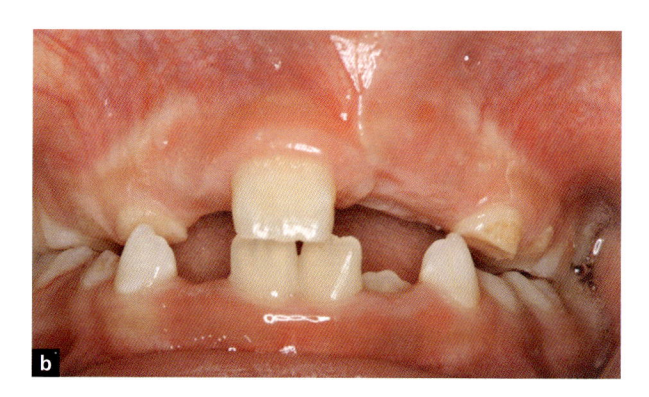

習慣改善のための指導を行うとともに，必要に応じて医療機関における専門管理も併行して行うとよい．とくに，隣接面や修復物の周囲に着色変化がみられる場合は，一応 CO と判定するが，医療機関への受診を勧奨する．

### ③歯質の異常

すべての歯にわたってみられる形成不全のほとんどは，遺伝性の疾患と考えられる．**エナメル質形成不全症，象牙質形成不全症**はともに医療機関における専門管理を受けることが望ましい．1歯または数歯にわたる**エナメル質形成不全**は，歯の形成期の障害に起因するものと考えられ，う蝕感受性が高いことも多いため，保健指導などでの配慮が必要である．

### ④形態の異常

**巨大歯**や**矮小歯**は，歯列・咬合の問題がなければ経過観察でよいと思われる．乳歯の**癒合歯**に関しては後継永久歯の数や交換に際しての歯根吸収などに問題が生じやすいため，交換期には歯科を受診してエックス線による検査を受けるよう勧める．また，萌出途上の小臼歯に**中心結節**を認めた場合は，歯科受診して破折を防止するための処置をしてもらうよう勧める．

### ⑤萌出の異常

小学生低学年では第一大臼歯の**異所萌出**が認められる

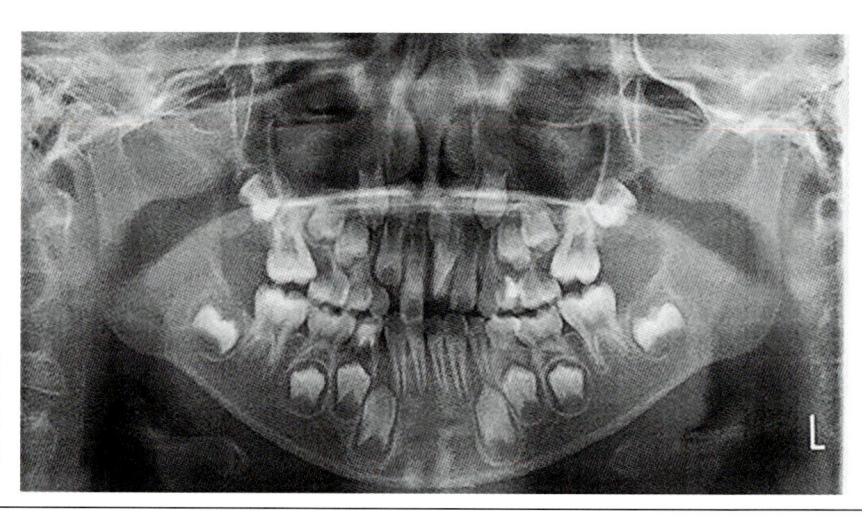

**図3**　E⌋E の動揺と，6⌊6 の萌出異常を指摘され来院した7歳児．パノラマエックス線写真から E⌋E の歯根吸収と 6⌊6 の異所萌出が認められた．また，捻転している⌊1 の萌出遅延が認められた．

歯と歯質の異常・病変

歯列と咬み合わせの異常・病変

エックス線写真でみえる異常・病変

歯の外傷・口の外傷

顎関節と顎骨の異常・病変

学校での歯科健康診断時の注意事項

■ 学校での歯科健康診断時の注意事項

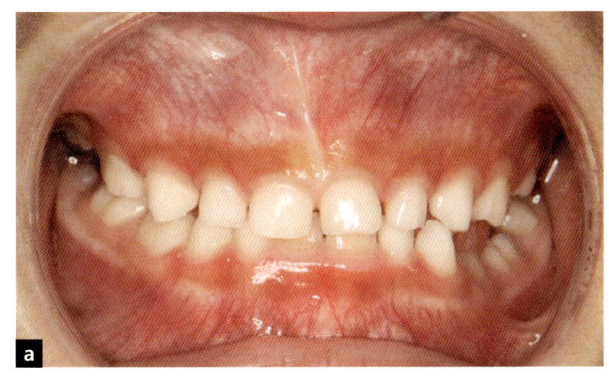
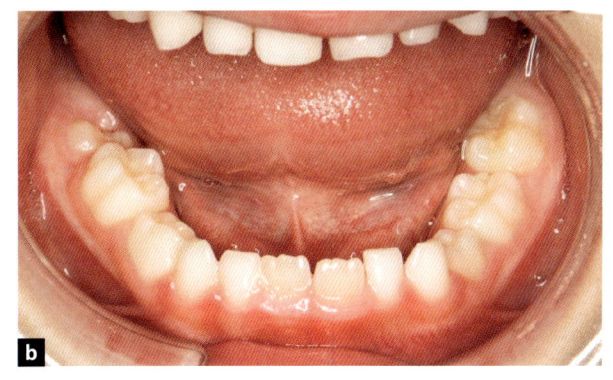
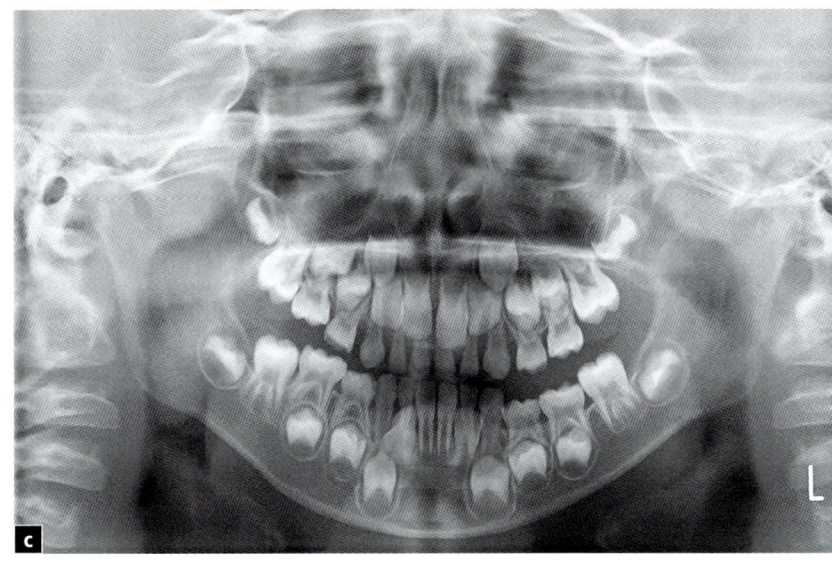

**図4a〜c** 学校歯科健診で D|D および 下E の低位化(低位乳歯)のため,受診を勧められ来院した6歳児.下DE が低位のため舌突出癖を誘発している.パノラマエックス線写真から後継永久歯は存在するが,下DE の歯根膜腔は不明瞭である.

ことがある.第二乳臼歯の動揺などもチェックしたうえで歯科受診を勧奨する(**図3**).また乳臼歯部に**低位乳歯**がみられた場合も,歯科受診して骨性癒着の有無や後継永久歯の状態,乳歯の歯根吸収の状態などを確認してもらうよう勧める(**図4**).

#### ⑥歯の変色・着色

**前歯の変色**については,外傷の既往や,すでに歯科受診しているかを確認し,必要に応じて歯科受診を勧める.

## その他

### ①軟組織の異常

事前の保健調査票から「**食べ物を飲み込みにくいこと**

がある」という者では,舌小帯の短縮があるかどうかを確認する.軟組織では,舌小帯や上唇小帯などの付着異常,粘液嚢胞や Blandin-Nuhn 囊胞の有無,舌の異常(地図状舌など),そのほか口唇や口腔内の粘膜の状態をチェックし,問題があればその他に記載して,必要に応じて医療機関での相談を勧める.

### ②口臭

事前の保健調査票から「口の臭いが気になる」という者には,プラークの著しい付着や歯肉炎との関連をチェックし,歯科受診の勧奨や歯口清掃指導を行う.

**参考文献**

1. 文部科学省. 学校歯科保健参考資料「生きる力」をはぐくむ学校での歯・口の健康づくり. 2013.

2. 日本歯科衛生士会監修. 歯科口腔保健の推進に向けたライフステージに応じた歯科保健指導ハンドブック. 東京:医歯薬出版, 2014.

3. 米津卓郎. 歯の萌出異常. 小児科診療 2017;80:575-582.

## 本書のおわりに

平成から令和への改元という時代の節目に，（一社）日本小児口腔外科学会（以下，本学会）で活躍中の理事・評議員の執筆により，『子どもの口と顎の異常・病変』が「口の粘膜 編」と「歯と顎骨 編」の2分冊として相次いで発刊されることとなった.

本書の特色は，出生から永久歯列が完成するまで，すなわち新生児・乳幼児期〜小児・学童期〜中等教育前期（おおよそ0歳〜14歳）における口腔・顎顔面の異常や病変に対して，口腔外科的視点と口腔内科的視点を併せもった「小児口腔医療」の観点から，その病態を正確に把握したうえで適切な診断を下し，具体的にどのような治療が実施されるべきかについて記述している点にある.

編集代表者の本学会理事長・坂下英明先生が述べているように本書では，「子どもの口と顎の異常や病変」に気づいた医療従事者（一般歯科医，小児歯科医，口腔外科医，小児科医，歯科衛生士，言語聴覚士など）が，正確な診断に基づく迅速な治療を選択・実施するための How to について，病態・画像写真やイラストなどを併用し，簡潔にわかりやすく解説されている.

また，本書の読者としては，上記の医療従事者や医療・福祉系大学の学生に加えて，子どもの健全な発育をもっとも願っているご親族など一般市民の方々をも想定しており，情報過多の現代社会において，本書が「小児の口腔医療」について学術性と信頼性の高い有用な情報を社会に発信・提供する意義は大きいものがあろう.

小児期における心身の成長・発達，とくに口腔顎顔面機能（摂食・嚥下・構音など）の健全な発育は，生涯に及ぶ生活の基盤となるものであり，身体の発育や健康ばかりでなく，精神的活動を含めた心の成長にまで影響を及ぼすものである.　なかでも，摂食・嚥下機能は全身の健康とも密接にかかわることから，この時期の徹底したう蝕の発生予防とう蝕の早期治療が大前提となる.　さらに，発生頻度が相対的に少ないとはいえ，う蝕以外のさまざまな口腔の異常や病変についても，医療関係者に適切な対応が求められることはいうまでもない.

厚生労働省の歯科医師調査の概況（2016年末）によれば，歯科医師約10万4千人のうち，診療所に勤務する者は約8万9千人で，そのうち「小児歯科」「歯科口腔外科」を標ぼうする診療所に従事する者は（重複も含み），それぞれ約3万9千人・2万4千人であった.　したがって，病院に勤務する者も含め，歯科医師の約半数が「子どもの口腔機能の健全な発育」を支援しているといえる.

一方，歯科疾患実態調査（厚生労働省2016年）によれば，乳歯のう歯を有する者の割合は，4歳未満では10%以下，4歳以上8歳未満では約40%前後であるが，永久歯のう歯をもつ者の割合は，5歳以上10歳未満で8.2%，10歳以上15歳未満で19.7%と，20年前に比べおおよそ3分の1以下に減少している.　2017年10月現在，わが国の0歳〜15歳未満の人口は約1,540万人である（総務省人口推計）が，これらのデータは，全国の歯科医師にとって子どもの口腔病変を診療する機会が経年的に減少していることを示している.　このような意味合いからも歯科医師はもとより小児医療に携わる多くの方々には，比較的頻度の少ない「子どもの口と顎の異常・病変」を診察する際には，本書を十二分に活用いただきたい.

本書は，英文タイトルに示されているように，「小児の口腔顎顔面領域の病変と外科的アプローチにかかわる図説」であり，主に初診時の的確な診断に基づいた治療法について記したものであるが，紙面の都合上，日常診療において経験する頻度の高い異常・病変を中心に記載されている.　将来的には，未掲載の疾患や治療法などについても適宜追加された増補改訂版の発刊を期待したい.

また，本書の記載内容は，本学会認定「小児口腔外科認定医」ばかりでなく，「口腔外科専門医」あるいは「小児歯科専門医」の育成プログラム・研修カリキュラム策定の一助になり得ることはいうまでもない.

2019年10月
弘前医療福祉大学教授　木村博人
（前・日本小児口腔外科学会理事長）

# さくいん

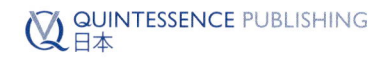

子どもの口と顎の異常・病変
歯と顎骨 編

2019 年11月10日　第 1 版第 1 刷発行

編　　　著　一般社団法人　日本小児口腔外科学会

発　行　人　北峯康充

発　行　所　クインテッセンス出版株式会社
　　　　　　東京都文京区本郷 3 丁目 2 番 6 号　〒113-0033
　　　　　　クイントハウスビル　電話(03)5842-2270(代表)
　　　　　　　　　　　　　　　　(03)5842-2272(営業部)
　　　　　　　　　　　　　　　　(03)5842-2279(編集部)
　　　　　　web page address　https://www.quint-j.co.jp/

印刷・製本　横山印刷株式会社

# 子どもの口のなか・顎に異常をみつけたら？

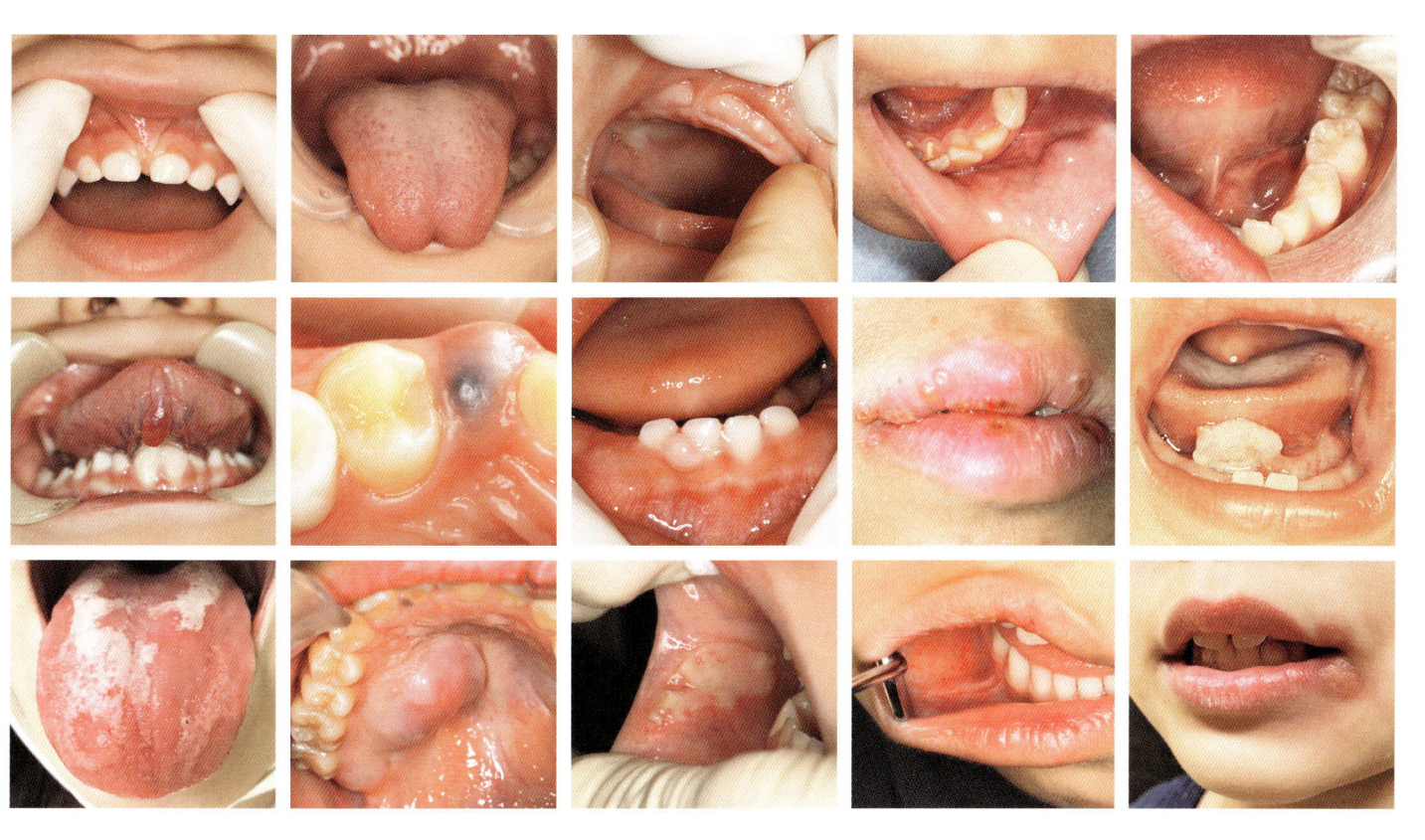

# 子どもの
# 口と顎の
# 異常・病変
## 口の粘膜 編

一般社団法人
**日本小児口腔外科学会**
編著

THE ATLAS of
PEDIATRIC ORAL & MAXILLOFACIAL
LESIONS & SURGICAL APPROACH
What to diagnose first? What to treat or not?

## 子どもの
## 口と顎の
## 異常・病変
### 口の粘膜 編

一般社団法人 日本小児口腔外科学会●編著

**子どもの口のなか・顎に
異常をみつけたら？**

その原因は何か？
一般歯科・小児歯科ではまず何をみるか？
何をするか？　何をしてはいけないか？
外科処置が必要になったら？

QUINTESSENCE PUBLISHING
クインテッセンス出版株式会社

　一般歯科医・小児歯科医が子どもの口のなかや画像所見で異常を発見した際の，診断と治療のHow toを簡潔に示した成書はこれまでなかった．子どもの口と顎の異常・病変の「原因」「何をみるか？」「何をするか？」「何をしてはいけないのか？」「予後」「口腔外科での対応」について，小児歯科・小児口腔外科の臨床に取り組む専門家・日本小児口腔外科学会が解説するカラーアトラス．病変・異常の写真から検索できるQUICK INDEX付．

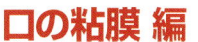

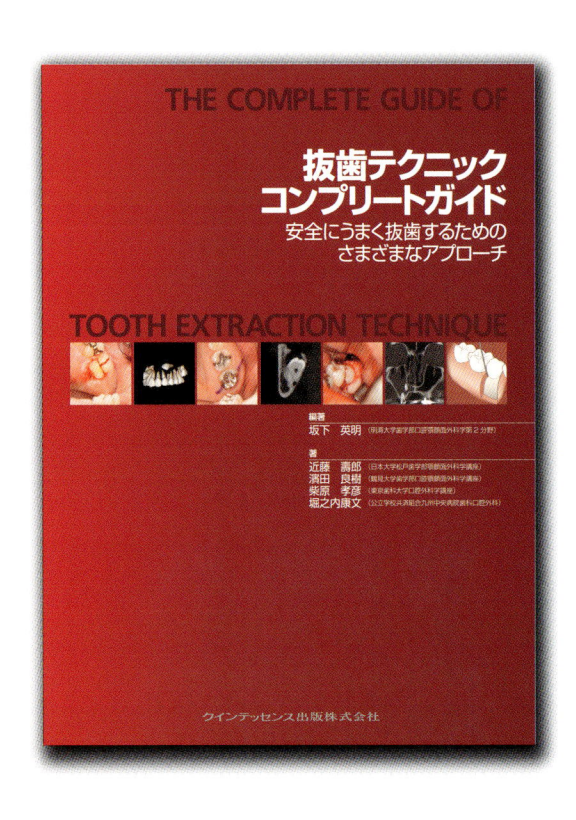
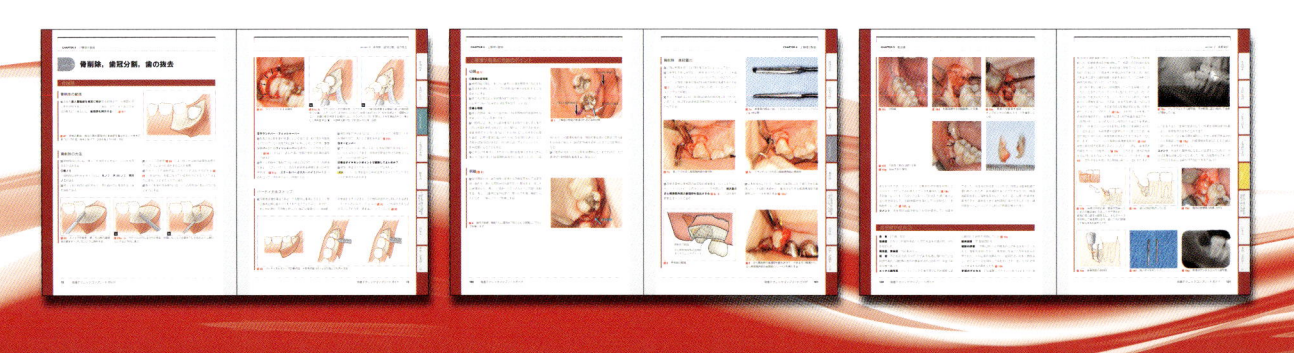